A DIETA
PARISIENSE

Como atingir seu peso ideal e mantê-lo

Administração Regional do Senac no Estado de São Paulo

Presidente do Conselho Regional: Abram Szajman
Diretor do Departamento Regional: Luiz Francisco de A. Salgado
Superintendente Universitário e de Desenvolvimento: Luiz Carlos Dourado

Editora Senac São Paulo

Conselho Editorial: Luiz Francisco de A. Salgado
                       Luiz Carlos Dourado
                       Darcio Sayad Maia
                       Lucila Mara Sbrana Sciotti
                       Jeane dos Reis Passos

Gerente/Publisher: Jeane dos Reis Passos (jpassos@sp.senac.br)
Coordenação Editorial: Márcia Cavalheiro Rodrigues de Almeida (mcavalhe@sp.senac.br)
Comercial: Marcelo Nogueira da Silva (marcelo.nsilva@sp.senac.br)
Administrativo: Luis Américo Tousi Botelho (luis.tbotelho@sp.senac.br)

Edição de Texto: Adalberto Luís de Oliveira
Preparação de Texto: Silvana Cobucci Leite
Revisão de Texto: ASA Assessoria e Comunicação, Heloísa Hernandez (coord.)
Projeto Gráfico: Gravemaker+Scott
Ilustração da Capa: Kanako Kuno / © Kanako – Agence Marie Bastille
Impressão e Acabamento: Intergraf Indústria Gráfica Eirelli

Traduzido de *The Parisian Diet*:
How to Reach Your Right Weight and Stay There
© Flammarion, S.A., Paris, 2013

Dados Internacionais de Catalogação na Publicação (CIP)
(Jeane dos Reis Passos – CRB 8ª/6189)

Cohen, Jean-Michel
   A dieta parisiense: como atingir seu peso ideal e mantê-
   -lo / Jean- Michel Cohen; tradução de José Pedro Londres
   Fonseca. – São Paulo : Editora Senac São Paulo, 2014.

   Título original: The parisian diet: how to reach your
   right weight and stay there.
   ISBN 978-85-396-0730-3

   1. Culinária francesa: Dieta alimentar 2. Alimentação saudável 3. Nutrição e dietética (receitas) 4. Dieta parisiense
   I. Título.

14-226s   CDD-641.5944
                                                613.2

Índices para catálogo sistemático:
1. Culinária francesa: Nutrição e dietética   641.5944
       2. Nutrição e dietética   613.2

DR. JEAN-MICHEL COHEN

O MAIOR ESPECIALISTA EM NUTRIÇÃO DA FRANÇA

A DIETA
PARISIENSE

Como atingir seu peso ideal e mantê-lo

Tradução de José Pedro Londres Fonseca

Editora Senac São Paulo - São Paulo - 2014

SUMÁRIO

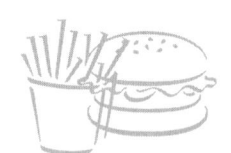

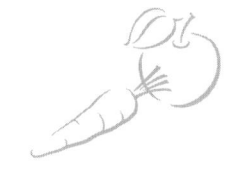

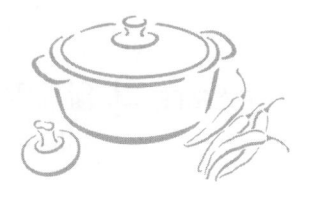

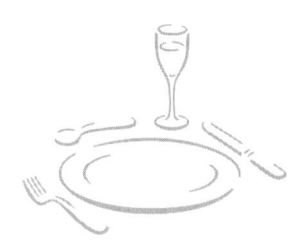

NOTA DA EDIÇÃO BRASILEIRA

Perder peso! Esse tem sido, muitas vezes, o fantasma que assombra os sonhos dos que têm dificuldade para controlar a balança e o desejo de saborear a vida.

E como proceder a uma mudança de hábito e rever a relação que estabelecemos com a alimentação? Segundo o Dr. Cohen, muitos são os fatores que influenciam nessa decisão, desde fatores físicos e culturais a psicológicos... E, para ele, ser radical não é solução para o problema. Antes um plano progressivo, flexível, que possa ser sustentável, que ter como resposta o conhecido "efeito sanfona".

O programa de redução de peso é estabelecido em três etapas: a fase Café, baseada na ingestão maior de líquidos, dá o estímulo inicial; a fase Bistrô, baseada no consumo de alimentação rica em fibras e proteínas, permite uma maior adaptação; e, finalmente, a fase Gourmet, com vários estilos de cardápios, busca favorecer o prazer na alimentação durante a dieta, podendo-se permanecer nessa fase até que o peso ideal seja atingido.

Publicação do Senac São Paulo, *A Dieta Parisiense* é um plano de emagrecimento que respeita o estilo de cada um em sua busca pelo bem-estar.

PRÓLOGO

Fabrice A. Boutain

Numa tarde de junho de 2007, entrei na sala de espera do consultório do Dr. Jean-Michel Cohen em Paris. Eram duas horas da tarde e a sala estava cheia. Sentei-me ao lado de uma senhora idosa e um tanto rechonchuda. Conversando com ela, fiquei sabendo que viera de Bordeaux e chegara a Paris naquela manhã, depois de viajar cinco horas. A consulta dela estava marcada para as três da tarde. Ela estava adiantada, mas não podia se dar o luxo de se atrasar, pois a lista de espera para uma consulta era de três meses. Minha própria consulta estava marcada para as duas e meia. Em alguns minutos, encontraria o nutricionista mais famoso da França. Aquele que aparecia na televisão várias vezes por semana, o médico preferido das celebridades que estavam acima do peso: cantores, atrizes, políticos, etc. Apesar de nervoso, eu estava ansioso pelo encontro.

Era o dia do lançamento oficial do primeiro iPhone criado por Steve Jobs, evento que daria início a uma grande revolução na história da telefonia móvel. Duas coisas em especial ditas por Jobs naquele dia atraíram minha atenção: "A Apple vai reinventar o telefone" e que a empresa iria fazer caber "a vida no seu bolso". Essas duas frases de efeito podem ter parecido exageradas ou pretensiosas na época, mas hoje parecem óbvias. Em 2002, criei o *site* Anxa.com – uma empresa *start-up* baseada em uma ideia simples e ambiciosa: revolucionar o mercado de saúde e de *fitness* por meio de novas tecnologias (internet, celular e PCs). Minha técnica inspirou-se principalmente na filosofia adotada por Jeff Bezos para criar a Amazon. Tive o privilégio de conversar com Bezos em 1999, no lançamento da Amazon na França, quando ele me disse que a chave para o sucesso no século XXI seria a qualidade do atendimento ao consumidor. Seu trabalho me convenceu e me inspirou. A pessoa passou a ser o centro de nossa estratégia de negócios quando desenvolvemos um sistema de atendimento ao consumidor muito mais proativo que o habitual. Para executá-lo, meu time se comunica diariamente com cada cliente, individualmente, para monitorar seu progresso e sua satisfação. Cinco anos depois, em 2007, nossa reputação já havia sido reconhecida em Paris e a empresa estava prestes a revolucionar o mercado *on-line* de saúde, nutrição e *fitness*.

Dentro de alguns minutos eu perguntaria ao Dr. Cohen se ele gostaria de ser nosso parceiro. A conversa que tive com aquela senhora de Bordeaux confirmou o potencial dessa colaboração. Eu tinha certeza de que, contando com alguém da qualidade do Dr. Cohen em nosso time, poderíamos ajudar centenas de milhares de pessoas em toda a França. Além disso, elas não precisariam mais enfrentar listas de espera de três meses ou passar dez horas indo e vindo a Paris. Para mim, o *coaching on-line* não seria uma substituição, mas um complemento útil aos recursos já disponíveis: a consulta prévia para chegar a um diagnóstico e dar início ao plano, a consulta mensal indispensável para acompanhar o progresso do paciente, os livros de dieta com a descrição detalhada de todos os passos necessários para o sucesso do plano de emagrecimento.

Seguir uma dieta pode ser difícil. Muitos conselhos são contraditórios e a tentação está por toda a parte. O primeiro passo é seu próprio compromisso, acompanhado de um plano para manter sua motivação a longo prazo. Para ter sucesso, você precisa se comprometer a seguir o programa. Foi o que eu disse ao Dr. Cohen em nosso primeiro encontro e o que o convenceu a se juntar a nós; seu trabalho com seus pacientes baseava-se no mesmo conceito. E assim teve início a nossa parceria no serviço de *coaching on-line* da Anxa.com, que ajudou quinhentas mil pessoas a perderem peso na França.

Para suplementar este livro – e inspirado pelas lições de Jeff Bezos e Steve Jobs –, desenvolvi o theparisiandiet.com, um *site* de *coaching on-line* que oferece *e-mails*, agendas personalizadas, vídeos e grupos de discussão, além de um aplicativo para smartphones: *The Parisian Diet.*

É verdade que na França usufruímos de certa qualidade de vida, temos uma visão própria de felicidade, e vivemos de acordo com nossa famosa *joie de vivre*. Gostamos de compartilhar com o mundo essas nossas três maravilhosas características. Nossos famosos almoços podem durar duas horas. Mesmo os almoços menos extravagantes são uma parte importante de nosso dia e frequentemente incluem amigos e colegas. O jantar, que pode ser tão longo quanto o almoço, sempre é dedicado a nossas famílias. A França tem uma longa tradição de culinária, gastronomia e nutrição. Portanto, tenho o orgulho de lhes apresentar a dieta do Dr. Cohen, o homem que ao longo dos anos tem ajudado mais de um milhão de pessoas a perder peso e a ficar em forma. Neste livro, você vai descobrir os melhores métodos e dicas práticas para se livrar dos quilos extras e começar uma nova vida.

Este é o momento: perder peso, melhorar a maneira como se alimenta e começar a sua nova vida parisiense, "*la vie en rose*", só depende de você.

PREFÁCIO

N ão me tornei nutricionista por acaso. Eu também já travei minha própria batalha contra o peso.

Depois de passar por vários momentos difíceis, minha mãe começou a ganhar peso, tornando-se obesa ao longo dos anos. Isso aconteceu na década de 1970, quando gurus de dietas estavam na moda. Eu pude assisti-la indo de um charlatão a outro, cada qual prometendo mundos e fundos para depois abandoná-la, o que a levava a ganhar ainda mais peso.

Como todas as mães, ela adorava seu filho mais velho, este que vos fala, e demonstrava seu amor por meio da comida, alimentando-me mais do que eu provavelmente precisava. Tornei-me uma criança rechonchuda e depois obesa, alvo de gozação na escola. No vestiário, sentia-me humilhado por atrair tanta atenção em virtude de meu peso. Não me sentia confortável interagindo com outras pessoas, especialmente com garotas. Em suma, meu peso estava ligado a tudo o que me fazia infeliz. Mas eu era incapaz de seguir uma dieta – e nem sequer conseguia me imaginar tentando. Além disso, não podia contar com o apoio de minha mãe, que fazia questão de lembrar de todas as minhas outras boas qualidades.

Tomei a decisão de perder peso pela primeira vez depois de um romance que não deu certo. Eu odiava meu corpo e estava convicto de que o namoro terminou por causa dele. Comecei uma dieta intensa, por conta própria. Comia uma fatia de pão com manteiga de manhã; carne e um pedaço de fruta no almoço, e o mesmo no jantar.

Durante a dieta, me exercitava intensamente, o que ajudou a me distrair da dor. Perdi peso rapidamente. A cada quilo que perdia, mais motivado ficava para perder o próximo. No entanto, depois de um período de emagrecimento rápido, desenvolvi uma espécie de fobia de comida, quando tudo parecia proibido. Minha mãe, claro, ficou muito preocupada; ela desencorajava minha tentativa de perder peso e constantemente me pressionava a comer.

Mais tarde, quando comecei a estudar medicina, não percebi que meu desejo de ajudar outras pessoas se devia ao desejo de ajudar minha mãe e a mim mesmo. Ao encontrar o talentoso homem que administrava o centro nutricional do hospital, deparei-me com minha futura carreira. Mergulhei no mundo da nutrição com uma paixão que continua forte como nunca e tive a sorte de ser um dos pioneiros dessa ciência. Antigamente, quando eu chegava ao hospital para tratar meus pacientes, os outros médicos pensavam que eu era um *chef*!

Depois de trinta anos cuidando de pacientes na França – onde também apresentei um *reality show* sobre emagrecimento –, passei a me concentrar no problema da crescente obesidade nos Estados Unidos. Admiro aquele país há muito tempo e tenho uma forte conexão emocional com ele desde minha infância. Quando morava na Argélia durante a guerra, os soldados americanos ali baseados eram um símbolo de segurança e esperança para minha família e para mim. Lembro-me de interações ocasionais com soldados, que me tratavam com gentileza e nos divertiam jogando um pó efervescente no chão (era a bebida em pó padrão deles, mas aquele truque – e eles próprios – parecia mágica para meus jovens olhos). Minha família acabou se mudando para a França para escapar dos horrores que estavam acontecendo em minha terra natal. Lá me apaixonei pela cultura norte-americana, especialmente pelos incríveis heróis de Hollywood – Super-Homem, Batman, Rocky. Quase todas as minhas descobertas no campo da nutrição, que estudei durante a faculdade de medicina, devem-se a médicos e pesquisadores nos Estados Unidos, que foram meus precursores e exemplos. Mesmo assim, atualmente os melhores cientistas do país lutam contra a maior epidemia já enfrentada por seu sistema de saúde.

Fico perplexo ao ver que um país que sempre demonstrou força e vitalidade agora permita que o mundo acredite que seu cidadão típico seja obeso e sua cozinha nacional seja *junk food*. Por que os norte--americanos – sempre na vanguarda e famosos por sempre alcançarem seus objetivos – ainda não encontraram uma solução para o problema nacional da obesidade? Qual será o prognóstico para o restante do mundo diante dessa crise?

Sinto-me na obrigação de ajudar. Ao ver tantas pessoas no mundo lutando contra o excesso de peso, quero dar a minha contribuição como profissional.

PARTE 1

COMBATENDO AS "GORDURINHAS"

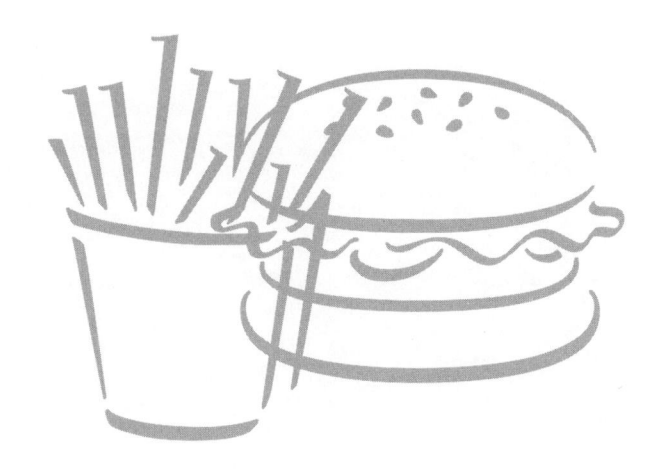

INTRODUÇÃO

Todo ano assistimos ao surgimento de inúmeras dietas da moda que prometem milagres, e nenhuma é realmente capaz de ajudar você a controlar seu peso. Essa é a dura realidade dos que tentaram e falharam repetidamente. Quando se entra no mundo das dietas, é difícil conseguir sair. O desejo de perder peso logo se torna uma obsessão: você acorda pensando em como perder peso e vai para a cama sonhando em ser magro na manhã seguinte. Está na hora de adotar uma dieta realista, baseada num equilíbrio saudável entre comer o suficiente para não sentir fome e ao mesmo tempo reduzir o consumo calórico para emagrecer – sem deixar de apreciar cada refeição.

Com a Dieta Parisiense, vou ensinar você a mudar seus hábitos alimentares, mas não de maneira radical e insustentável. Vou mostrar como abandonar antigos hábitos e desmistificar crenças alimentares, como a ideia de que só é possível perder peso deixando de comer. Uma mudança importante em sua vida não pode fundamentar-se na privação; essa é uma receita para o fracasso! Ofereço-lhe uma solução sustentável. Esta não é mais uma dieta da moda que fará seu peso ir e vir como um ioiô. Trata-se de uma nova maneira de se alimentar, baseada na tradição europeia de refeições espaçadas, com receitas deliciosas, saudáveis e fáceis de preparar que trarão um gostinho da França para sua mesa.

O fato de estar de dieta não significa que você não pode se divertir. Vou lhe ensinar estratégias para comer fora e celebrar ocasiões especiais sem arruinar sua dieta, além de ajudá-lo a lidar com os desejos quando eles surgirem. Use minha lista de ingredientes alternativos (ver páginas 78-81) em receitas para substituir qualquer ingrediente de que você não goste.

Nesta dieta, educação é essencial. Você só conseguirá perder peso de uma vez por todas quando aprender a fazê-lo com inteligência. Vou ensiná-lo a reconhecer as táticas empregadas pela indústria da alimentação para nos fazer comer mais e a contextualizar o ideal de beleza irreal predominante na mídia. Quero encorajá-lo a buscar dentro de si mesmo a verdadeira causa de seu ganho de peso e compartilhar estratégias que ajudarão você a ficar – e a permanecer – em forma. Meu plano, simples e direto, inclui listas dietéticas práticas e dicas para evitar as armadilhas alimentares mais comuns. Este livro desmascara as falsas afirmações da indústria alimentícia e das dietas da moda para ajudá-lo a se alimentar melhor.

Há muitos anos venho analisando os padrões alimentares dos americanos, observando toda a cadeia alimentar e os hábitos que afetam a maneira como eles se alimentam. Com a globalização, esses hábitos difundiram-se pelo mundo inteiro e refletem uma gama de fatores que levam à obesidade. Na Dieta Parisiense, analiso os fatores físicos, psicológicos e culturais que afetam nossa complicada relação com a comida. A solução que ofereço é a francesa, inspirada em meu entendimento do problema sob uma perspectiva científica e pessoal. Este programa de perda de peso adaptado às necessidades de cada um, com *coaching* personalizado, também disponível *on-line* no *site* www.theparisiandiet.com, ajudará você a perder regularmente de 2,5 a 5 kg por mês. E no fim você descobrirá que o resultado não é apenas perda de peso. É também a aceitação de seu corpo e de suas curvas, transformando-o em tudo aquilo que você quer que ele seja.

Lições da França

A Dieta Parisiense fundamenta-se nos hábitos alimentares saudáveis dos franceses, que oferecem benefícios significativos para a saúde e características protetoras. Sua saúde pode melhorar consideravelmente com a simples adoção das tradições francesas. Considere o seguinte: os franceses gastam em média duas horas por dia com refeições. Eles consomem mais de 90% de suas calorias diárias durante as refeições. Os americanos, por sua vez, consomem menos de 80% durante o café da manhã, almoço e jantar. Isso significa que mais de 20% das calorias consumidas por eles são provenientes de lanches entre as refeições – uma quantidade substancial. Um estudo recente mostra que, nos últimos trinta anos, os americanos aumentaram o número de refeições e lanches de três e meio para cinco, o que implica 400 calorias a mais por dia. O estudo conclui que os "esforços para prevenir a obesidade em americanos adultos (e adultos de outros países desenvolvidos) devem concentrar-se na redução do número de refeições e lanches que as pessoas consomem durante o dia para diminuir o desequilíbrio energético causado pelo aumento recente de consumo energético".[1]

Na França, todas as refeições, mesmo as de curta duração, são consideradas um ritual legítimo e necessário. Em outro países, comer é visto mais como um ato mecânico de "reabastecimento", como algo que se pode fazer enquanto se faz outra atividade. O número de franceses que almoçam em casa durante a semana chega a 68%. Esse número é muito menor nos Estados Unidos, onde "aproximadamente 65% dos trabalhadores almoçam em suas mesas de trabalho ou simplesmente não aproveitam o horário de almoço",[2] e no Reino Unido, onde "mais de 6 milhões de trabalhadores estão presos a suas mesas, já que só 3 entre 10 (30%) aproveitam o horário de almoço".[3] Além disso, o número de famílias que jantam juntas, sobretudo durante a semana, tem caído drasticamente. Antigamente, o tempo dedicado à família era desfrutado em torno da mesa de jantar. Nosso estilo de vida moderno, combinado com o desenvolvimento de novas tecnologias de alimentação – lanches, sanduíches para viagem –, torna cada vez mais raras as oportunidades de se reunir para comer. Refeições e comida eram motivos para o encontro de pessoas, mas hoje elas aumentam ainda mais nosso isolamento. Compramos comida em máquinas de venda automática e guichês de *drive-thru*. Estamos cada vez mais distantes dos costumes de nossos antepassados. Nos Estados Unidos, houve algumas tentativas de neutralizar essa mudança negativa, mas os resultados podem ser ainda piores. Com a ajuda de propagandas e de *branding*, estão nos vendendo novos produtos totalmente artificiais que supostamente recriam um sentimento comunitário ao oferecer porções "tamanho-família" de massas, *pizza* congelada e outros artigos.

Por causa desses fatores, os americanos são as pessoas mais obesas do mundo industrializado, segundo estatísticas da Organização Mundial de Saúde, com Nova Zelândia, Canadá e Reino Unido não muito atrás, ocupando o segundo, terceiro e quinto lugares, respectivamente.[4] Na França, a proporção de pessoas obesas com um Índice de Massa Corporal (IMC) de 30 ou mais é relativamente baixa se comparada com outros países desenvolvidos: 16,9% da população comparado com 33,9% nos Estados Unidos, 26,5% na Nova Zelândia, 23,1% no Canadá, 22,7% no Reino Unido e 21,6% na África do Sul.[5] Passei muito tempo estudando o porquê de os franceses estarem aparentemente em melhor situação que as outras populações. Essa diferença deve-se, em grande parte, a fatores culturais e comportamentais. Em primeiro lugar, os franceses se interessam por cozinha e por culinária. O prazer é deliberadamente proclamado um aspecto fundamental da experiência culinária e a qualidade dos ingredientes é muito importante. Um *hors d'oeuvre* perfeito é apreciado por seu sabor, cor, textura e apresentação – e cada pedaço é saboreado. Anglo-saxões, por outro lado, tendem a se importar mais com o conteúdo nutricional da comida e com a quantidade, acreditando que mais é melhor. Para os franceses, o que garante a boa saúde é a *joie de vivre* e a "naturalidade" da comida. Os franceses não comem apenas para sobreviver; comer é uma atividade única que começa com a lista de compras e continua com o preparo da refeição e na mesa onde a saboreamos com nossa família. Essa é a principal diferença entre os franceses e os anglo-saxões. Comer com outras pessoas e em horários regulares é uma prioridade na rotina diária de um parisiense. Isso nos ajuda a evitar lanches ao longo do dia, o que é essencial na luta contra o sobrepeso e a obesidade.

Dicas parisienses para sua rotina diária

1 **Aprecie sua refeição e divirta-se de vez em quando.** Esse é o elemento mais importante para o sucesso de uma dieta. Se você se forçar a eliminar todos os seus alimentos favoritos, acabará desistindo dela. Se desanimar ou simplesmente não conseguir resistir a um desejo, aproveite essa recaída eventual. Só não se esqueça de compensá-la com um plano alimentar de recuperação (página 270) e depois continuar com sua dieta.

2 **Crie uma rotina** para as refeições ao longo do dia e redescubra o prazer de compartilhar a mesa com outras pessoas em vez de deixar cada membro da família petiscar o que estiver na geladeira ou na despensa a qualquer hora do dia ou da noite. Isso vai ajudar a reduzir os lanches entre as refeições, além de promover boas relações entre os membros da família.

3 **Relaxe.** Três vezes por dia, reserve algum tempo para sua alimentação – pelo menos 20 minutos por refeição – e preste atenção ao que está comendo. Não se distraia com nada. Ler, assistir televisão, trabalhar no computador ou fazer qualquer outra coisa enquanto se come é muito prejudicial porque essas atividades dominam nossa atenção, impedindo-nos de perceber os sinais que nosso corpo nos envia para indicar que já está saciado. Quando não estamos totalmente concentrados na refeição, é muito fácil continuar a comer automaticamente até a comida acabar.

4 **Procure fazer com que toda refeição seja prazerosa.** Agora que está prestando atenção em sua refeição, envolva todos os seus sentidos. Aproveite cada porção de alimento que coloca na boca, sinta o gosto de cada bocado. Pode parecer esquisito, mas o fato de você olhar e cheirar a comida antes de prová-la pode tornar sua experiência mais interessante, levando-o a apreciá-la mais e a se sentir mais satisfeito com sua refeição.

5 **Volte para a cozinha.** Volte a comer comida caseira preparada com receitas simples e ingredientes frescos ao invés de refeições prontas e industrializadas, repletas de quantidades excessivas de sal, gordura saturada e gordura *trans*, que impossibilitam uma dieta balanceada.

6 Reduza o tamanho das porções. Ao encher seu prato e depois se sentir obrigado a comer tudo o que está nele, você frequentemente acaba comendo mais do que realmente precisa – e continua comendo mesmo depois de estar saciado.

7 Beba água no decorrer do dia.

1 Kiyah J. Duffey e Barry M. Popkin, "Energy Density, Portion Size, and Eating Occasions: Contributions to Increased Energy Intake in the United States, 1977-2006," PLoS Medecine, vol. 8, n. 6 (2011), e1001050.doi:10.1371≠journal.pmed.1001050. www.plosmedicine.org Acesso em: 1º de outubro de 2012.

2 De Eve Tahmincioglu, "America's Lunch Hour on the Endangered List," publicado em http://lifeinc.today.com/_news/2012/01/18/10175875-americas-lunch-hour-on-the-endangered-list?lite (acesso em: 23 de agosto de 2012), com resultados baseados em uma pesquisa online feita por Right ManagementTM, 2011. © 2012 NBCNews.com.

3 Bupa, "Working through lunch costs UK businesses almost £50million," publicado em http:// www.bupa.co.uk/reclaim-lunch. Acesso em: 28 de novembro de 2012.

4 Organização Mundial de Saúde (OMS), "Global Database on Body Mass Index: Maps," apps.who. int/bmi/index.jsp (acesso em: 22 de julho de 2011), citado em "U.S. and Global Obesity Levels: The Fat Chart", disponível em http://obesity.procon.org. Acesso em: 23 de agosto de 2012.

5 *Ibid.*

Capítulo I

TENTANDO SER MAGRO: NADANDO CONTRA A CORRENTE

Tamanho único: um ideal impossível

E stamos numa batalha contra nós mesmos. Neste terceiro milênio, ninguém gosta de gordura, mas a maioria está muito acima do peso. Nunca fomos tão obcecados com nossa forma física como hoje, porém poucos se sentem felizes com o que veem no espelho. Somos como a Rainha Má da Branca de Neve: ao ver sua imagem refletida e descobrir que já não é a mais bela, fica furiosa e deprimida. Quem nunca se sentiu assim? Nosso bem-estar depende da maneira como nos enxergamos, independentemente de quem somos e de onde vivemos.

De Paris a Hollywood, incluindo todos os vilarejos no meio do caminho, a noção de beleza interior foi abandonada. Dia após dia, monitoramos as medidas de nossas celebridades favoritas. Quem ganhou ou quem perdeu mais peso? Quase não discutimos mais sua atuação, já que seus talentos musicais ou dramáticos são ocultados pela aparência física. Vigiamos seus bumbuns ou pernas, na esperança de que essas celebridades, quando perderem peso, nos contem a fórmula mágica que utilizaram. E algumas delas endossam algum produto milagroso – mesmo sem tê-lo experimentado – e nós o compramos sem hesitar, cartão de crédito em punho. Criamos um ideal pessoal de beleza que é traiçoeiramente opressivo e destrutivo. E isso é feito com a cumplicidade da imprensa, do mundo da moda, da mídia e até de médicos!

 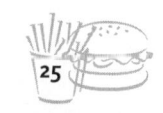

Quem nunca ouviu seu médico dizer as seguintes frases: "Você tem que perder peso; sua saúde depende disso" ou "Não siga essa dieta dessa maneira; isso é perigoso para sua saúde"? Como alguém consegue lidar com essas mensagens contraditórias?

A situação atual não ocorre apenas nos Estados Unidos; trata-se de um problema global. Como a mídia controla a definição de nosso ideal de beleza – e organizações de notícias estão ficando cada vez mais internacionais –, noções que levam em conta particularidades regionais, nacionais ou continentais estão sendo substituídas por um ideal único que todos devemos adotar. As mesmas supermodelos aparecem nas capas de revistas no mundo inteiro; as mesmas atrizes estão em Nova York, Londres e Hong Kong; vemos os mesmos ídolos na televisão e em videoclipes. Um estilo global homogêneo surgiu. E quando esses ídolos são magros como um palito, andróginos, anoréxicos, ou ostentam seus seios siliconados, cria-se uma norma prejudicial e milhões de mulheres tentam se adequar a ela.

E esse "padrão reconhecido" está longe da realidade. "Desde meados dos anos 1970, a proporção de pessoas obesas [...] tem crescido rapidamente em muitos países."[1] Veja o meu país, a França, por exemplo. De acordo com a Organização Mundial de Saúde (OMS), mais de 49% da população tem um IMC de 25 ou mais, o que significa que essa parcela da população está acima do peso ou é obesa.[2] Os números citados pela OMS são ainda piores em outros países. Nos Estados Unidos, 66,9% da população está acima do peso ou é obesa; na Nova Zelândia, a cifra é 62,7%; no Reino Unido, 61,0%; e no Canadá, 59,1% – são números estarrecedores.[3] A OMS diz que quase metade da população da Austrália tem um IMC de 25 ou acima, mas um estudo recente do Departamento de Estatísticas Australiano registrou uma proporção ainda maior – "Em 2011-2012, 63,4% dos australianos com 18 anos ou mais estavam acima do peso ou eram obesos".[4] É um problema global, mas ele é particularmente grave nos Estados Unidos, onde "a proporção dobrou desde 1980, e um terço dos adultos [norte-americanos] – mais de 72 milhões de pessoas – são hoje classificados como obesos".[5] No Canadá, a proporção mais que dobrou nos últimos trinta anos e no Reino Unido ela mais que triplicou no mesmo período.[6]

Evolução da alimentação

A sociedade está constantemente evoluindo, muitas vezes de maneira positiva. Nossos hábitos alimentares mudaram nitidamente ao longo das gerações. Tradicionalmente, fazíamos três refeições diárias, além de alguns lanches. Mas hoje já não temos horários fixos; ignoramos as regras, satisfazemos nossos desejos repentinos e perdemos qualquer senso de disciplina. É um comportamento caótico. Nada tem estrutura hoje em dia, os impulsos e as tentações imperam. Ao longo das três últimas décadas, os lanches entre as refeições tiveram um aumento significativo. "A predominância de pessoas que gostam de 'beliscar' cresceu de 71% em 1977 para 97% em 2003-2006", e "a porcentagem de consumo energético proveniente de lanches [...] aumentou 24%".[7] Que luxo! Mas a que preço?

A globalização é um dos fatores que mudaram os padrões alimentares. No passado, algumas culturas desfrutavam de uma refeição generosa pela manhã e em outras a refeição noturna era a mais substancial. Hoje, as ideias e tradições cruzam fronteiras: *croissants* e *pains au chocolat* são populares na Inglaterra; padarias 24 horas com itens de diversas culturas estão surgindo em todos os cantos dos Estados Unidos; o *brunch* está se tornando popular com a mesma rapidez com que se prepara uma panqueca; e italianos estão comendo ovos mexidos no café da manhã. Nossas culturas estão ficando mais ricas, mas esses hábitos alimentares diferentes podem ser opressores, podem desestabilizar nosso estilo de vida e nosso físico. Estamos sendo seduzidos, sem atentar para as consequências de comer qualquer coisa a qualquer hora. Até um produto simples como a batata não está imune. Ela aparece – assada, salteada, transformada em purê ou em forma de bolinhos – pronta para ser frita, cortada, fatiada, em sopas e saladas – e desfrutada com todos os tipos de molhos e acompanhamentos.

A consequência dessa explosão de sabores e sua disponibilidade é a multiplicação de oportunidades para comer mais rápido prescindindo do esforço de preparar uma refeição. Esses fatores também nos encorajam a comer sem culpa com a multiplicidade de opções *diet* que promovem a perda de peso, mas ironicamente se tornaram um fator que contribui para o ganho de peso. Enfim, vivemos num mundo onde se venera a magreza física ao mesmo tempo que somos bombardeados por mensagens que nos impelem a comprar e a consumir comidas gordurosas. Essa dinâmica é particularmente sádica para as pessoas com sobrepeso, que são simultaneamente estigmatizadas e encorajadas a comprar produtos que engordam.

Fascínio da publicidade

De quem é a culpa? Da mídia? Das agências de publicidade? Talvez. Às vezes propagandas me chocam, especialmente as que tentam nos convencer de que produtos processados ou prejudiciais à saúde não são nem uma coisa nem outra.

Duas propagandas francesas clássicas ilustram essa dinâmica.

A primeira aproveita-se da nostalgia e de nosso desejo de recriar uma conexão familiar durante as refeições. Um jovem está comendo uma torrada com geleia. Ele começa a lembrar de uma época, durante sua infância, em que ele comia e apreciava a geleia caseira de sua avó. O consumo da geleia excessivamente adocicada é usado para evocar uma imagem do passado e também a relação afetiva do jovem com seus avós. Esses *flashbacks* nostálgicos instigam os espectadores a desejar essa geleia totalmente industrializada.

O outro comercial mostra uma festa na praia; um grupo de jovens descolados com corpos esculturais dança, beija-se e se diverte. Vemos um ambiente alegre e livre. Um dos jovens joga uma garrafa no ar e a tampa se solta. Todos estão bebendo o mesmo refrigerante e se divertindo. A mágica da publicidade deu à bebida a conotação de juventude, frescor e alegria. Por que compramos essa bebida? Para saciar nossa sede ou para ser como aqueles jovens?

Independentemente do lugar onde mora, tenho certeza de que você já viu comerciais como esses. Com a constante onda de lançamentos de novos produtos, somos bombardeados de todos os lados – pela televisão, em revistas, cartazes e especialmente no supermercado. A meta é uma só: fomentar nos consumidores o desejo de comprar, comer, beber e abrir suas carteiras. Isso é especialmente preocupante para os que desejam perder peso. Estamos diante de centenas, talvez milhares, de produtos supostamente saudáveis – e, portanto, "no nosso time" –, quando na realidade a intenção por trás dessa imagem é aumentar nosso consumo e, consequentemente, os lucros de seus fabricantes. Em todos os corredores do supermercado, vemos rótulos ostentando benefícios dietéticos: "Baixa caloria", "Sem açúcar", "Baixo percentual de gordura", "Alto teor de fibra", "Substituto de refeição", e por aí vai. Diante de tais condições, como resistir à tentacão de sucumbir a todas essas promessas ou, pior ainda, como não desistir completamente e comprar um pacote de biscoitos?

Nas prateleiras dos supermercados, há uma imensa quantidade de produtos, cada qual prometendo afinar sua cintura e ao mesmo tempo melhorar sua saúde. Ao caminhar pelos corredores do supermercado, você se depara com uma bebida láctea que viu pela televisão de manhã. O gerente do supermercado também viu aquela propaganda e colocou o produto em destaque. Seu cérebro foi duplamente encorajado e agora você pega automaticamente a bebida e a coloca no carrinho, sem nem ao menos conferir o rótulo. Além disso, a versão tamanho-família está com um bom custo-benefício, então você compra duas garrafas gigantes de um item com desconto, sem pensar se o produto que acabou de comprar é saudável ou não. Vários cenários semelhantes ocorrem em todo o mercado.

Os mesmos supermercados que nos sugerem produtos saudáveis ou dietéticos também oferecem as opções mais ricas e deliciosas. Por isso, perdidos no meio de todas essas mensagens da mídia e obcecados pelo ideal de beleza, todos tentamos encontrar uma solução mais ou menos satisfatória, um frágil equilíbrio entre o bom e o não tão bom, o saudável e o não saudável, e acabamos destruindo todo o prazer associado à comida. Nós também desaprendemos a planejar refeições escolhendo alimentos frescos, verdadeiramente deliciosos e que fazem bem.

Apesar de ter a intenção de comprar ingredientes para fazer um jantar saudável para sua família, não seria de admirar se você, por estar com pressa, comprasse algo rápido e industrializado, mas que alega ter algum benefício para sua saúde, e fosse direto para o caixa. Você chega em casa com mais comida que o necessário e, nos próximos dias, para evitar o desperdício, acaba comendo tudo o que comprou.

Se isso soa familiar, não perca a esperança. Estou aqui para ajudar.

- **Decifrando rótulos: Porção**

Além do fascínio da publicidade, a embalagem dos produtos no supermercado ostenta propriedades nutricionais desejáveis, mas o que realmente contém o alimento que você está comprando? Quantas calorias você está de fato consumindo? Não temos tempo para analisar todos os produtos que consumimos, com uma pequena calculadora em mãos. No entanto, temos de prestar atenção para consumir apenas a porção desejada e saber a composição dos alimentos que compramos.

O conceito de "por porção" me confunde mais que qualquer outra coisa. Ele nos dá uma medida padronizada de valores nutricionais e energéticos, de uma forma razoavelmente consistente em toda a indústria, mas os fabricantes são livres para definir o tamanho da porção de seu produto como quiserem. Recentemente, comprei uma maçã do amor no supermercado. De acordo com a informação nutricional, cada porção continha apenas 126 calorias. Era uma quantidade razoável e eu estava muito interessado em comê-la. No entanto, ao olhar a rótulo com mais cuidado, percebi que a porção não era a maçã inteira, só metade dela! Não me pareceu muito realista comer metade da maçã e deixar a outra metade na geladeira. O fabricante conseguiu me tranquilizar quanto às calorias, mas o tamanho da porção descrita não correspondia ao que eu estava prestes a consumir.

Isso acontece muitas vezes quando vou ao supermercado. Uma caixa do meu cereal favorito contém 110 calorias por porção, mas a porção é só três quartos de um copo. Um breve experimento revela que eu normalmente consumo dois copos, o que equivale a consideráveis 293 calorias. Uma pequena embalagem de batata chips orgulhosamente proclama: "Sem gordura *trans* e só 100 calorias". Parece ótimo, até eu reparar que são 100 calorias em cada porção de 30 g. É só um punhado e não a embalagem inteira.

- **Não suponha**

Um produto popular, a barra de cereais, tornou-se particularmente importante, porque muitos de nós a consumimos como parte de nossa dieta ou como um lanche para apaziguar o apetite durante a tarde. Infelizmente, muitos de nós somos vítimas do mito popular que nos diz que todas as barras de cereais são saudáveis. Por exempo, ao comparar uma barra escolhida aleatoriamente e um chocolate Snickers, descobri que a barra de cereais tinha 471 calorias e o Snickers 475. Não vi muita diferença. Outra barra continha mais gordura do que dois biscoitos Oreo.

Ao comer barras de cereais, queremos controlar nosso apetite, mas, por causa do açúcar que contêm (às vezes a mesma quantidade que um sorvete de chocolate), elas aplacam nossos desejos por algum tempo para aumentá--los uma hora depois. Não percebemos que elas simplesmente despertam nosso apetite. Então, em vez de comprar sua próxima barra de cereais, atraído por sua embalagem conveniente, que tal um pedaço de fruta – que vem com sua própria embalagem prática e natural?

- **Contém o quê?**

Finalmente, para nos divertir um pouco, incluí uma das listas de ingredientes mais interessantes que encontrei:

Farinha de trigo, Água, Muçarela ralada com baixo teor de gordura (leite parcialmente desnatado, fermento láctico, sal, enzimas), Muçarela com baixo teor de gordura e baixo teor de sódio (leite parcialmente desnatado pasteurizado, leite desnatado, amido modificado, fermento láctico, sal, cloreto de potássio,* sabor natural, urucum [corante], palmitato de vitamina A, enzimas [*não encontradas na muçarela normal]), Cobertura de *pizza* temperada e cozida (carne de porco, carne mecanicamente separada de galinha, proteína vegetal texturizada [proteína de soja concentrada, corante caramelo], especiarias, sal, açúcar, fosfato de sódio, páprica, sabor de carne suína [amido de milho modificado, gordura suína, sabores naturais, caldo de porco, gelatina, levedura autolisada, fosfato de sódio, hidrocloreto de tiamina, ácidos graxos, propilgalato], corante caramelo, extrato de especiarias, BHA, BHT, ácido cítrico, cozido em gordura suína ou bovina ou óleo vegetal), Extrato de tomate, *Pepperoni* (carne suína, charque, especiarias, dextrose, fermento láctico, oleoresina de páprica, flavorizante, ácido ascórbico, sabor natural defumado, nitrito de sódio, BHA, BHT, ácido cítrico), Óleo de soja parcialmente hidrogenado, Açúcar, Pimentão vermelho, Pimentão verde, Contém menos de 2% de óleo de soja, Glúten de trigo, Azeitonas pretas, Cebola, Farinha branqueada quimicamente, Sal, Fermento biológico, Cloreto de potássio, Amido modificado, Bicarbonato de sódio, Estearoil-2 lactil lactato de sódio, Pirofosfato de sódio, Salsinha desidratada, Especiarias, Alho desidratado, Ácido glutâmico, Ácido cítrico, Ácido ascórbico, Betacaroteno (corante). (8% linguiça e *pepperoni*).

Acredite se quiser, mas isso é uma *pizza*!

Apesar de não ser algo que eu faça com frequência, quando estou em Paris e quero agradar meus filhos, compro massa de *pizza*, cubro com extrato de tomate, coloco presunto e finalizo com muçarela. Soa apetitoso, não? Isso mostra como cozinhar em casa pode ser rápido e simples – e é o melhor jeito de você ter certeza do que está colocando na boca.

1 Kiyah J. Duffey e Barry M. Popkin, "Energy Density, Portion Size, and Eating Occasions: Contributions to Increased Energy Intake in the United States, 1977–2006", PLoS Medicine, vol. 8, n. 6 (2011), e1001050. Disponível em www.plosmedicine.org. Acesso em: 23 de agosto de 2012.

2 Organização Mundial de Saúde (OMS), "Global Database on Body Mass Index: Tables" apps.who.int/bmi/index.jsp (acessado em 22 de julho de 2011), citado em "U.S. and Global Obesity Levels: The Fat Chart", disponível em http://obesity.procon.org. Acesso em: 23 de agosto de 2012.

3 *Ibid.*

4 Departamento Australiano de Estatística, http://abs.gov.au/aussta ts/abs@.nsf/Lookup/4338.0main+fea tures82011-13. 4. Acesso em: 29 de novembro de 2012.

5 Duffey e Popkin.

6 OMS, "Global Database".

7 Carmen Piernas e Barry M. Popkin, "Snacking Increased among U.S. Adults between 1977 and 2006", The Journal of Nutrition (American Society for Nutrition, 2010), pp. 326, 327.

CAPÍTULO 2

POR QUE É TÃO DIFÍCIL PERDER PESO

UMA HISTÓRIA MUITO FAMILIAR

A história de Suzanne é uma história comum e você provavelmente vai se identificar com ela. Suzanne tinha 30 anos quando começou uma dieta. Em poucos meses, ela perdeu sozinha os 5 quilos planejados. Infelizmente, 6 meses depois eles voltaram. Foi aí que ela resolveu ir a uma farmácia e comprar algumas cápsulas líquidas fitoterapêuticas (que não custavam pouco) para ajudá-la a perder peso. Suzanne experimentou as cápsulas, mas elas não tiveram um efeito significativo.

Então, um amigo sugeriu-lhe um programa de dieta que enviava pelo correio vários cremes, cápsulas e panfletos. Suzanne convenceu-se facilmente e logo deu início ao programa. Dessa vez, perdeu 3 quilos, mas os outros 2 resistiam. Ela percebeu que estava lanchando mais vezes entre as refeições. Para acalmar a vontade de comer, começou a comprar barras de cereais, depois de ver anúncios mostrando seus benefícios em revistas e na televisão. Além disso, lotou a geladeira de alimentos com baixo teor calórico e lanches saudáveis, passou a incluir no café da manhã cereais com fibra alimentar com uma colher de chá de germe de trigo por ter ouvido dizer que isso era bom para quem estava de dieta. Ela também sempre carregava consigo uma garrafa de água mineral.

Ao se pesar novamente, porém, ficou perplexa. Além de não ter conseguido perder os 2 quilos desejados, ela havia engordado 4 quilos, e agora tinha que perder 6 quilos em vez dos 5 originais.

Chateada, porém determinada, Suzanne procurou um *personal trainer*, que, por sorte, acabara de comprar uma máquina "revolucionária". Em 10 sessões (100 dólares por sessão), ela perderia os quilos extras sem nenhum esforço.

Ela também comprou um livro de um médico que dizia que, para perder peso, era preciso eliminar o açúcar da dieta, mas se podia comer gordura à vontade. Valia a pena tentar. Afinal, uma colega de sua amiga perdera 10 quilos depois de seguir essa dieta.

Suzanne seguiu os conselhos do livro, não ingeriu sequer um grama de açúcar e duas vezes por semana ia às sessões com o treinador, que a acoplava a sua máquina. "Funcionou!", disse o treinador. Suzanne havia perdido 4 centímetros na cintura e mais de 2,5 centímetros em cada coxa. Ficou feliz com isso. Mas a balança em seu banheiro não lhe trouxe boas notícias. Ela perdera apenas 2 quilos! Como se não bastasse, ao medir sua cintura e coxas em casa, não obteve os mesmos resultados proclamados pelo treinador. Devo ter colocado a fita métrica no lugar errado, pensou ela.

Mas como perder os outro 4 quilos? Suzanne decidiu mudar seu método e tentar uma nova dieta encontrada em sua revista de celebridades favorita. Mas era impossível seguir uma dieta com tantas receitas complicadas.

Cansada com tantos aborrecimentos, ela resolveu consultar novamente seu farmacêutico, que garantiu a eficácia de uma proteína em pó. Para perder peso rapidamente, ela só precisava beber um shake de proteína na hora do almoço. Não custava tentar. Por três semanas, foi "adieu almoço, bonjour shake". Suzanne bebeu mais de 4 litros de água por dia, seus lanches resumiam-se a barras de cereais, e ela ingeria refeições congeladas no jantar e – milagre! – perdeu todo o peso que queria. Sentiu-se feliz, orgulhosa e bem consigo mesma.

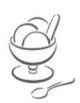

Seis meses depois, no entanto, todo o peso perdido voltara, acrescido de 3 quilos extras. O objetivo original estava cada mais distante e ela estava muito aborrecida. Devia haver algo de errado com ela. Mas com quem ela podia conversar sobre seu problema? Era hora de recorrer à medicina moderna. Seu clínico geral pediu uma série de exames de sangue. Não havia nada de errado. O médico prescreveu um sedativo leve para acalmar sua ansiedade. Não era barato, mas o medicamento ajudou Suzanne a dormir melhor. No entanto, não a ajudou a perder peso. Frustrada, ela começou a lanchar mais para se animar.

Então ouviu falar de um especialista que ajudara muitas pessoas a perder peso com pílulas patenteadas por ele mesmo. A recepcionista atenciosa e o interior luxuoso do consultório a tranquilizaram, mas o preço da consulta, não reembolsável, aumentou sua ansiedade. De acordo com o médico, ela certamente sofria de um problema de regulação de açúcar, associado a um sistema sanguíneo caracterizado por fraca absorção de nutrientes. Ele lhe deu uma "receita médica" já impressa que devia ser levada a uma farmácia específica. Ali, o farmacêutico lhe vendeu o medicamento, não coberto pelo convênio, que custou 300 dólares.

Uma semana depois, Suzanne não conseguia mais dormir, sentia vontade de fazer xixi o tempo todo e estava discutindo com todo mundo. Voltou a consultar seu clínico geral, que examinou a receita e disse que ela podia ter morrido. Ele sugeriu que Suzanne marcasse uma consulta num hospital especializado em perda de peso, o que ela fez, depois de três meses de espera.

Finalmente, durante a consulta, a equipe médica fez mais exames de sangue e pediu-lhe para retornar em um mês. Trinta dias depois, ela estava numa sala espaçosa com dez outros pacientes. Depois de uma conversa encorajadora, conversou com um nutricionista, que perguntou sobre seus hábitos alimentares e lhe disse para voltar à sala de espera. Duas horas depois, o nutricionista apresentou-lhe um plano de dieta. Feliz por ter finalmente encontrado uma solução científica, Suzanne leu o plano:

- *Café da manhã: pão, iogurte, fruta.*
- *Almoço: verduras cruas, carne grelhada com mais verduras, fruta.*
- *Jantar: sopa, peixe, iogurte, fruta.*

É sério!

Desiludida, ela voltou para casa, dobrou o papel, colocou-o numa uma gaveta e chorou.

Meses depois, outro especialista disse que a única opção era uma cirurgia. Ela concordou. Quando discutiu a possibilidade com seu marido, porém, ele ficou irritado e lhe disse que essa obsessão já durava cinco anos e não tinha sentido algum. Ela nunca conseguia os resultados que queria, mas ele a amava do jeito que ela era. Além disso, continuou, era normal alguém da idade dela ser um pouco mais rechonchuda.

Suzanne não disse nada. Desistiu da cirurgia, mas foi consultar outro médico. Quando essa outra dieta também não deu certo, ela ficou realmente deprimida. O peso dela continuou a aumentar até que finalmente ela entregou os pontos.

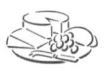

Dois anos depois, Suzanne veio ao meu consultório. Ela não conseguia abandonar a vontade de perder peso. Havia anos ela estava presa na armadilha da dieta sanfona.

– Suzanne, por que você quer perder peso? – perguntei.

– Para me sentir melhor comigo mesma – ela respondeu.

– Mas quais são as outras razões?

Ela não sabia. Sua jornada já durava tanto tempo que ela não se lembrava mais como tudo começara. Era uma obsessão que ela não conseguia mais controlar; uma obsessão que invadira todas as esferas de sua vida, transformando-a numa pessoa infeliz. Menos de dez anos depois da tentativa inicial de perder 5 quilos, ela agora estava com 15 quilos a mais. Suzanne não sabia mais como comer, e não sabia dizer quando estava com fome ou satisfeita. Além disso, sentia-se cansada, tinha dificuldade para dormir, ficava constrangida na presença de outras mulheres, perdera a libido, já não se maquiava e não se importava com sua maneira de se vestir. Sentia-se péssima. E havia desperdiçado milhares de dólares. Infelizmente, é mais provável a armadilha da dieta sanfona fazer a sua conta bancária emagrecer do que seu quadril.

Quantas pessoas caem na armadilha da dieta sanfona? De onde vem esse desejo de perder peso a qualquer preço, que faz as pessoas tentarem todos os métodos possíveis, do mais racional ao mais mirabolante? O que leva tantas pessoas, especialmente mulheres, a passar fome por anos para chegar a resultados tão pouco convincentes?

Ela funciona mais ou menos assim: na manhã da segunda-feira, Suzanne chega ao trabalho e toma café com seus amigos e colegas. Eles conversam sobre o fim de semana e contam o que fizeram, onde foram, a quais filmes assistiram e o que comeram. E aí alguém reclama que precisa perder o peso que ganhou durante as férias.

A armadilha começa a se insinuar nas conversas com amigos. Uma amiga preocupada com seu peso acaba fazendo Suzanne pensar sobre seus próprios quilos extras e a ideia sorrateiramente cria raízes em sua mente. "Hum, talvez eu deva perder três ou quatro, talvez cinco ou seis quilos."

Por volta do meio-dia, uma reunião é marcada no horário do almoço e todos os participantes vão para um restaurante. O especial do dia é um hambúrguer com batatas fritas, mas sempre existe uma opção saudável no menu. Pronto! Aí está outra oportunidade para cair na armadilha. Suzanne repara que seus colegas se dividem em dois grupos: os saudáveis e os que não resistem ao hambúrguer. Qual ela deve escolher? Isso depende de quem está sentado perto dela; ela normalmente pede o que o grupo pede.

Às 5 da tarde, Suzanne vai para casa. No caminho, passa no supermercado para fazer algumas compras. Ela caminha pelos corredores e escolhe os alimentos, lendo cuidadosamente os rótulos dos produtos. Desnatado ou com baixas calorias, com algum aditivo, sem outra coisa, opção dietética, opção saudável, e por aí vai. Mais uma vez, ei-la! Sua mente é como uma esponja: ela está tentando absorver toda essa "informação" que insinua que também é preciso monitorar o que se come e ao mesmo tempo afinar um pouco a cintura. Há armadilhas por todos os cantos do supermercado, pois a apresentação dos alimentos reforça a noção de controle de peso e de emagrecimento.

Esses pequenos incidentes acumulam-se ao longo do dia e Suzanne fica cada vez mais ansiosa com seu peso.

Já em casa, assiste televisão enquanto prepara o jantar. Alguns videoclipes passam antes do programa de dança. Lá vamos nós de novo! Nenhuma das jovens dançarinas, com seus *jeans* colados, salto alto e cinturas finas, exibe sequer uma imperfeição física. Suzanne agora está às voltas com os perigos de uma fantasia inatingível. Com essas estrelas da TV como ponto de referência, ela começa a sonhar acordada – o que acaba num furacão de autocrítica: ela está muito rechonchuda aqui, um pouco grande demais ali. Enfim, não se encaixa na "norma" vista na TV.

Terminada a refeição, a tortura mental continua com a sequência de estrelas de *reality shows*. Ela vê uma mulher que será famosa e rica só porque é "linda". Suzanne se compara a essa mulher, cujo corpo é completamente diferente do dela. Entre os episódios, os anúncios transmitem mensagens conflitantes – chamadas de programas de dieta, seguidas de propagandas de lanches supostamente saudáveis. Quando vai dormir, ela folheia suas revistas favoritas e se depara com artigos intitulados "Perca peso com esta dieta", "Como se livrar dos seus 'pneuzinhos'", e "Perca cinco quilos em duas semanas". Os artigos de moda mostram tendências que ela nunca poderá usar, pois realçariam suas imperfeições. Ela apaga a luz com esses pensamentos ainda na mente. O mesmo cenário se repete a semana inteira.

O problema é que, assim que o perde e ganha da dieta sanfona se instala na mente de Suzanne, as razões iniciais para perder peso (só um pouco para que seu corpo ficasse mais proporcional) se apagam e morrem, e esse espaço é ocupado por uma batalha intensa. A luta contra os centímetros extras a consome e ela pouco a pouco se esquece do motivo original que a fez desejar perder peso. Em sua busca por novas soluções, ela perde a noção da realidade e, sem perceber, passa a ser uma pessoa viciada em dietas.

Métodos extremos de perda de peso

É chocante o número de pessoas que, em sua tentativa de perder peso, recorreram pelo menos uma vez a métodos de emagrecimento perigosos ou extremos. Apesar de abominar essas práticas e o sofrimento que elas causam, sempre que ouvimos falar de alguém que perdeu alguns quilos usando um desses métodos, ficamos empolgados e ignoramos as precauções mais básicas. A possibilidade de perder peso drasticamente, mesmo com métodos arriscados ou absurdos, ainda nos atrai.

Nos últimos anos, assistimos ao surgimento de vários métodos "novos" de perda de peso. O método de um médico resumia-se em dizer a seus pacientes que comessem uma maçã por dia e nada mais. Outro usa acupuntura, que, segundo ele, elimina o apetite. O terceiro usa *lasers* nas áreas do corpo supostamente responsáveis pela obesidade. Esses vários "tratamentos milagrosos" fazem parte de uma longa tradição de fraudes similares. Os ingredientes para promover métodos de perda de peso continuam os mesmos: um pouco de publicidade, um pouco de medicina e alguns relatos espetaculares. A quantidade e a ordem na qual esses ingredientes aparecem varia de acordo com o produto, mas o objetivo principal é sempre o mesmo: vender o maior número com o preço mais alto o mais rápido possível.

Devo admitir que esses métodos extremos, incluindo pílulas de dieta e cirurgia bariátrica, às vezes funcionam – pelo menos temporariamente. Uma pessoa que tem uma perda de peso drástica consegue manter seu novo corpo por algum tempo. Mas, assim que se acostuma com o resultado, o prazer de comer substitui o prazer de se sentir magra. Esse é o mecanismo subjacente à dieta sanfona. E, uma vez iniciado o ciclo, é melhor se conformar com a condição de um peso variável com períodos alternantes de sobrepeso e peso "normal". É fácil perceber a lógica por trás dessas variações. Afinal, dois passos para a frente e um para trás equivalem a um passo para a frente. No entanto, uma pesquisa alarmante feita nos Estados Unidos mostra que as taxas de mortalidade de pessoas obesas cujo peso variava com frequência eram muito mais elevadas que as de pessoas cujo peso era estável.

Quanto mais você sofre o "efeito sanfona", perdendo e recuperando peso, mais isso dificulta a próxima tentativa. Suzanne certamente passou por essa experiência. Esse processo se deve a dois hormônios antagônicos em nosso corpo: leptina e grelina. O primeiro causa saciedade (a sensação de estar satisfeito); o segundo aumenta o apetite. As constantes perdas e ganhos de peso fazem o nível de grelina aumentar gradualmente e o nível de leptina diminuir. Quanta injustiça! Nós desejamos perder peso com todas as nossas forças e nossos hormônios não só sabotam nossos esforços mas ainda aumentam nosso apetite! Para piorar ainda mais a situação, a falta de sono, que é muito normal em adultos, aumenta a secreção de grelina e diminui a de leptina. Quanto mais gordos ficamos, quanto mais tentamos perder peso, maior o risco de ganhar peso... a não ser que mudemos nosso comportamento de uma vez por todas.

Causas do ganho de peso

Ao tratar de aproximadamente 30 mil pacientes durante minha carreira médica, deparei-me com diversas causas de ganho de peso. Uma série de motivos psicológicos e comportamentais são normalmente associados ao excesso de peso (incidentalmente, essas mesmas causas podem ter o efeito oposto e gerar distúrbios alimentares que causam desnutrição). Não raro recebo pacientes que usam o ganho de peso como uma forma de proteção; o corpo se altera para servir de escudo contra o mundo exterior.

Dois fatores contribuem para o ganho de peso: uma diminuição no gasto de energia e/ou um aumento no consumo de energia (calorias). Isso pode ser decorrente do aumento no consumo de alimentos ou de uma mudança nos hábitos alimentares, mas o ganho de peso também pode ser causado por muitos outros fatores – como medicamentos, menopausa, eliminar o hábito de fumar, parar de fazer atividades físicas e mudanças no estilo de vida.

- **Medicamentos**

O ganho de peso é um efeito colateral comum de muitos medicamentos. Se for esse o caso, as pessoas que tomam remédios com esse efeito precisam prestar atenção redobrada à dieta, diminuindo o consumo calórico ou aumentando a atividade física. Discuta com seu médico os possíveis efeitos de seus remédios sobre seu peso e crie um plano para manter seu peso sob controle.

- **Menopausa**

Durante a menopausa, é normal as mulheres ganharem cinco ou dez quilos, uma vez que o corpo aumenta sua capacidade de armazenar comida e reduz o ritmo de gasto de energia. Nesse período, a mulher se depara com várias mudanças desconcertantes: ela pode sentir os primeiros sinais do envelhecimento ou ter dificuldade em lidar com a síndrome do "ninho vazio" quando seus filhos saem de casa. O efeito anabólico da terapia de reposição hormonal também pode ter um impacto no peso. Além disso, a queda dos níveis hormonais, especialmente dos hormônios reprodutivos, reduz a atividade celular, diminuindo ainda mais o gasto energético. Uma dieta e uma rotina de exercícios balanceadas são extremamente importantes nesse momento.

- **Exercício e nível de atividade física**

Quando paramos de praticar um esporte ou diminuímos a quantidade de exercício que fazíamos regularmente, a redução no gasto de energia frequentemente nos leva a ganhar peso – a não ser, é claro, que controlemos o consumo de alimentos.

- **Parar de fumar**

Quando se para de fumar, costuma haver dois problemas. Como a nicotina produz gasto energético, parar de fumar pode levar a um ganho de até quatro quilos, já o corpo passa a queimar menos calorias. Caso o ganho de peso exceda essa quantidade, provavelmente o hábito de fumar foi compensado por ingestão de mais alimento. Para ajudar pacientes a perder peso, ou simplesmente manter o mesmo peso que tinham ao parar de fumar, o médico deve lidar com a ansiedade e a dieta do paciente. Adesivos de nicotina também são úteis.

- **Mudanças no estilo de vida**

Mudanças em sua rotina diária podem causar ganho de peso. E algumas vezes a conexão entre o peso e a mudança é surpreendente. Por exemplo, não é incomum alguns pacientes ganharem peso depois de se mudarem. As repercussões de uma mudança são psicológicas (é preciso habituar-se) e materiais (a rotina se altera). O resultado é um apetite maior para compensar o efeito desconcertante dessa reviravolta. A dieta pode ser afetada pelo lugar onde se mora. Por exemplo, pessoas que moram na costa oeste dos Estados Unidos têm sua dieta severamente afetada ao se mudar para a costa leste ou para outra região, onde a variedade e a disponibilidade de alimentos serão significativamente diferentes das habituais. Até mesmo uma mudança no fuso horário ou no clima pode influenciar os hábitos alimentares e o horário das refeições.

Estudos de caso

A seguir conto algumas histórias comoventes de meus pacientes, e espero que elas possam ajudar pessoas que estão lidando com problemas semelhantes. Quando os problemas deixam de ser resolvidos, a pessoa pode ganhar peso. Com a solução de tais problemas, ao contrário, torna-se possível uma perda de peso sustentável. Adquirir consciência dos verdadeiros motivos é vital para lidar com rotinas comportamentais que levam a um ganho de peso crônico e contar com um apoio profissional para abordar esses fatores pode ajudar você no início de seu plano de dieta.

- **Tentações diárias**

John, 50 anos, trabalha como vendedor para uma grande empresa. Ele normalmente toma um café da manhã leve antes de sair de casa. Assim que chega ao trabalho, John bebe uma xícara de café. Reuniões matutinas geralmente incluem doces. Normalmente ele consegue se controlar por uns quinze minutos, mas aí não resiste e come um doce. Na hora do almoço, sempre muito ocupado, ele faz a refeição em sua mesa sem interromper o trabalho. Mesmo se quiser encomendar uma refeição saudável, seu almoço predileto – um sanduíche com *bacon*, peru e maionese – fala mais alto. Ao chegar em casa à noite, ele não come imediatamente. Para relaxar, faz um drinque acompanhado de amendoim ou batatas *chips*.

De manhã, sua mulher, Sylvia, prepara o café da manhã das crianças. Ela serve cereal, suco de frutas, torrada e queijo, seguindo as recomendações do guia de alimentação saudável que adquiriu no supermercado e que deseja que suas crianças sigam. Preparar o café desperta seu apetite e ela frequentemente petisca as sobras das crianças. Ela cumpre tarefas durante toda a manhã e volta para casa ao meio-dia para uma refeição rápida. Quase sempre Sylvia limita-se a ingerir um pedaço de queijo e uma barra de cereais ou um biscoito. Quando as crianças chegam da escola, ela prepara o lanche... o que se torna mais uma tentação. Se não resiste, Sylvia sente-se culpada e frustrada. Mesmo quando se controla, porém, não consegue resistir às sobras e aos petiscos deixados pelas crianças À noite, as crianças ficam com fome antes de John chegar em casa, o que significa que Sylvia acaba cozinhando duas vezes; mais duas tentações. Quando John chega em casa, o casal toma um coquetel juntos – ou seja, mais calorias.

De vez em quando, John e Sylvia resolvem aderir a uma dieta. John vai trabalhar de estômago vazio. No escritório, vê seus colegas comendo bolo ou pão com o café, mas se concentra no trabalho. A manhã não está indo muito bem. Por volta do meio-dia, John está pensando no almoço de negócios, com esperanças de um bom bufê. Enquanto seus colegas comem o que querem, ele escolhe alimentos que se encaixam em sua dieta. Depois do almoço, volta para o trabalho de mau humor. Sua frustração aumenta ao longo da tarde e, por volta das 4 horas, ele está com desejo de açúcar. Seria fácil comprar um doce na máquina de venda automática, mas John sabe que, se fizer isso, vai se sentir culpado, então prefere resistir. Ao chegar em casa, sente-se péssimo. E sua frustração só aumenta a cada dia que passa. Logo ele começa a fugir da dieta. Como tem dificuldade em encontrar um equilíbrio entre sua dificuldade de perder peso e as tentações que enfrenta diariamente, sua melhor opção é encontrar algum tempo para se exercitar algumas vezes por semana.

Para Sylvia, o problema com a dieta é ainda mais sério. Em vez de estar no trabalho, onde só a máquina de vendas pode satisfazer seus desejos, ela está em casa diante de prateleiras repletas de tentações. Alguém ficaria surpreso se em uma ou duas semanas John e Sylvia desistissem da dieta?

- **Microestresses**

Mary, uma jovem de trinta e poucos anos, veio para uma consulta no fim de setembro porque estava tendo dificuldades para perder alguns quilos extras havia meses. Há muitos anos estava acostumada a oscilar entre dois pesos: no inverno, pesava 2 quilos a mais que no verão, mas voltava ao peso normal na primavera, depois de seguir uma dieta de baixas calorias. Esse ano, como todos os outros, Mary seguiu sua rotina, mas, para sua alegria, perdeu 4 quilos em maio e junho. E durante as férias de verão comeu o que queria, sem restrições. Quando voltou para casa, descobriu que perdera mais alguns quilos. No entanto, no fim de setembro, notou que, apesar de não ter alterado a quantidade de alimentos que normalmente consumia, e ter comido menos do que comera durante as férias de agosto, engordara 5 quilos. Mary tinha certeza de que estava engordando apesar de estar comendo menos. Acreditava que seu corpo estava mudando e que estava fadada a continuar ganhando peso.

Mas o ganha e perde de peso não tem nada de extraordinário. O problema de Mary foi não perceber que a "quantidade" que estava ingerindo não levava em conta o fato de que suas escolhas alimentares de setembro eram mais calóricas que as consumidas durante sua dieta e nas férias.

Um experimento baseado nessa ideia foi realizado na Dinamarca há alguns anos. Ao longo de oito dias, aproximadamente vinte voluntários foram filmados dentro de um apartamento. Durante a semana, as câmeras gravaram tudo o que essas cobaias humanas comeram, desde a hora de acordar até a de dormir. Ao final do experimento, os organizadores perguntaram aos voluntários o que eles haviam comido durante a semana.

Surpreendentemente, havia uma diferença de 30% entre o que eles lembravam ter consumido e o que eles realmente consumiram.

De fato, nenhum de nós consegue lembrar exatamente tudo o que comeu num dia, da manhã até a noite, uma semana depois. Se nos perguntarem o que comemos em determinado dia, vamos lembrar apenas do prato mais marcante – um contrafilé ou salmão –, mas não dos outros. Não há nada de errado com um sanduíche, uma bala oferecida por um colega ou terminar uma refeição com chocolate, mas todas essas escolhas possuem um valor calórico.

O verdadeiro problema enfrentado por Mary era a falta de uma noção precisa do que ela estava comendo. Quais eram seus hábitos alimentares antes das férias? Descobrir a verdade depende da resposta. Perguntei-lhe sobre sua dieta pós-férias. Ela a seguira criteriosamente, comendo de manhã, ao meio-dia e à noite. Quando ficava com fome à tarde, comia uma maçã ou um iogurte desnatado. Nada que justificasse um ganho de peso tão acentuado.

Quando fiz perguntas mais detalhadas, descobri que ela estava tendo problemas no trabalho. Um de seus colegas estava sendo muito agressivo e criando problemas entre Mary e seus supervisores. Algumas vezes, sem que ela entendesse o motivo, o colega simplesmente parava de interagir com ela. De fato, esse colega estava diminuindo o prazer que ela sentia no trabalho e criava o que chamamos microestresse. Além da dor de cabeça no trabalho, que ela disse estar sob controle, Mary queria mudar-se, mas não tinha dinheiro para dar entrada no apartamento de seus sonhos, mais próximo do trabalho. Enfim, outro microestresse. Mary também teve problemas com seu carro. O veículo precisava de muitos consertos e ela não sabia se ia conseguir pagar a conta.

A vida de Mary é bem comum: ela lida com problemas normais do dia a dia, mas fica muito ansiosa quando eles se acumulam. Tanto que, em vez de aproveitar um dia ensolarado e conversar com uma amiga, Mary acordou pensando em seu carro, ficou com raiva de seu colega a caminho do trabalho e ficou sonhando com o apartamento ao voltar para casa no fim do dia. E, cada vez mais descontente com a vida, compensou sua frustração com comida.

Quando estava de férias, física e mentalmente livre, Mary só comia quando estava com fome ao invés de fazer refeições apressadas durante um dia de trabalho agitado. E durante as refeições, quando achava que estava comendo menos que nas férias, na verdade ingeria alimentos mais gordurosos e em porções maiores. Como consequência desses estresses, ela aumentou seu consumo alimentar e, com uma dieta desequilibrada, inevitavelmente ganhou peso, o que se tornou mais um fator de estresse.

A história de Mary ilustra um dos principais fenômenos da vida contemporânea: o microestresse ou o acúmulo de microestresses, o que gera frustrações consideráveis. Sem ninguém para nos ouvir e compreender, o meio mais fácil para lidar com esses ataques geralmente é a comida. Nessas circunstâncias, a dieta só funcionará se esses problemas vierem à tona. Ao se livrar de estresses externos e voltar ao seu ritmo habitual, seu consumo deixará de ser impulsivo e ficará estável. Caso seu excesso de peso não seja crônico, logo você voltará a seu peso normal.

- **Dinâmica familiar**

Christelle, 30 anos, tinha um sério problema de peso: media 1,70 m e pesava 130 quilos. Apesar de estar sempre de dieta, todas fracassavam e ela readquiria todo o peso perdido. Apesar disso, estava convencida de que, com perseverança, acabaria encontrando uma solução. No entanto, por trás de sua passividade, senti uma certa tensão, uma agitação. Seus movimentos eram bruscos e ela falava rapidamente. Embora demonstrasse certa informalidade, passava frequentemente a mão nos cabelos – uma série de sinais que denunciavam um conflito emocional interno. Sua ansiedade era visível, mas ela não tinha consciência dela, apesar de se sentir confortável comigo. O problema, a seu ver, era que fazia refeições balanceadas, mas de vez em quando comia compulsivamente. Ou, continuou, quando começava a comer determinado alimento – em geral batatas *chips*, chocolate ou massa – não conseguia parar.

Juntamente com uma dieta restritiva de 1.400 calorias por dia, receitei-lhe um antidepressivo para tomar depois do almoço. Expliquei que esse antidepressivo a ajudaria a combater sua compulsão, o que é verdade, além de ajudá-la a superar a ansiedade. Ela era uma mulher inteligente, com uma carreira de sucesso como diretora de vendas de uma grande empresa farmacêutica e, depois de resistir no início, admitiu estar ansiosa.

Nossas consultas continuaram nas semanas seguintes e Christelle perdeu peso rapidamente: em quatro meses, o peso dela caiu de 130 para 98 quilos – um resultado magnífico. Eu estava satisfeito com o progresso e ansioso para vê-la na consulta seguinte quando ocorreu um estranho fenômeno. Ela perdeu mais 5,5 quilos em duas semanas, mas na terceira semana ganhou metade do peso de volta. Christelle me disse que os antidepressivos tinham mudado sua vida, mas eu percebia que ela estava particularmente triste aquela semana, um pouco perdida, e sua mente estava em outro lugar.

Um dia ela chegou ao meu consultório muito nervosa e tensa, e perguntei o que estava acontecendo. "Nada", respondeu ela bruscamente, com um tom que me deixou intrigado. Eu a pesei: ganhara 2 quilos. Quando a adverti que ela não devia continuar a oscilar dessa maneira, ela começou a chorar e me disse que tivera um fim de semana horrível com sua família. E então desvendei o mistério: Christelle tinha uma irmã, casada, com dois filhos, enquanto ela estava solteira, e a cada duas ou três semanas, a família inteira se reunia na casa de seus pais na Bretanha. Naquele fim de semana, seus sobrinhos estavam mais agitados que o normal e Christelle criticou a irmã por não disciplinar os garotos. Ela expressou a raiva que sentia pela maneira desrespeitosa com que os meninos tratavam os avós, e o sermão dela acabou criando uma confusão. Os avós disseram que não se importavam com o comportamento das crianças e criticaram a interferência de Christelle; sua irmã lhe disse para cuidar da própria vida e olhar para si mesma antes de julgar os outros. Resumindo, ela se sentiu atacada em duas frentes.

Sua fortaleza finalmente desmoronou e ela compartilhou comigo a dinâmica de sua família. Christelle sempre foi a filha favorita. Ela era solteira e sua irmã claramente invejava seu sucesso profissional, compensando esse sentimento ao concentrar sua energia no marido e nas crianças. A perda de peso da irmã era agora uma nova fonte de inveja, ou seja, estava afetando o equilíbrio da dinâmica familiar.

Para superar essa situação, Christelle decidiu suspender o contato com sua família por algum tempo. Isso a deixou triste, mas considerava que a medida era necessária. E, de fato, acabou sendo uma boa decisão. Christelle tem perdido bastante peso, começou a namorar e ainda está se esforçando para reconstruir a relação com sua família.

- **Uma influência controladora**

A história de Sandra, 24 anos, 90 quilos e 1,65 m de altura, é comum: ela não estava comendo e mesmo assim continuava a ganhar peso. Em todas as consultas, percebi que ela nunca emagrecia, apesar de jurar que estava seguindo a dieta à risca. Na visita seguinte, sugeri que ela mantivesse um diário alimentar para anotar tudo o que comia. Ela voltou uma semana depois, com o diário cuidadosamente preenchido, mas sem nenhuma mudança em seu peso. Desta vez, a única diferença foi que sua mãe tinha vindo com ela e estava sentada na sala de espera. E estava muito ansiosa para conversar comigo.

Com o consentimento de Sandra, chamei sua mãe para minha sala, onde ela me explicou que sua filha era muito imatura e estava constantemente comendo entre as refeições, empanturrando-se de chocolate e outros doces. Durante esse bronca, Sandra não abriu a boca. Percebi que estava ficando frustrada, mas ela ficou em silêncio. A mãe começou a vir a todas as nossas consultas semanais e a cada visita eu ficava mais irritado. Martha era tão invasiva que Sandra estava manifestando sua rejeição com seu corpo, simbolicamente engolindo a ansiedade na forma de comida. A jovem sentia-se culpada por ser um fardo para sua mãe, que fora abandonada pelo marido, então fazia de tudo para não chateá-la. O trabalho principal de Martha era cuidar de Sandra e, por causa disso, estava sufocando a filha. Quando conheci o noivo de Sandra, ele me explicou que Martha estava sempre na casa deles, ligava várias vezes por dia e aparecia sem avisar. Na verdade, Martha estava tentando viver a vida da filha, uma intrusão que Sandra estava tentando coibir com seu tamanho. Quando Martha decidiu se envolver em sua batalha para perder peso, Sandra não tinha mais vontade de emagrecer. Um genitor envolvido demais com a vida adulta de seu filho é um problema extremamente comum. Filhos nessa situação têm dificuldade em lidar com problemas e muitas acabam usando a comida para fugir da realidade.

- **Problemas conjugais**

Carrie, que trabalhava num banco, veio ao meu consultório querendo perder 20 quilos. Era uma mulher um tanto deselegante, com um corte de cabelo que saíra de moda há trinta anos e óculos grossos – uma pessoa claramente desleixada com a aparência. Aparentava 50 anos de idade, mas só tinha 38. Quando perguntei por que ela queria perder peso, respondeu que era por motivos de saúde.

Carrie perdeu peso rapidamente e sua aparência começou a mudar. Ela começou a se abrir mais. Falava pouco sobre seus dois filhos: eles estavam indo bem na escola e ambos tinham uma boa relação com a mãe. O problema parecia ser o marido; ela o adorava, mas fazia dois ou três anos que ambos não tinham relações sexuais, e ela não sabia por quê. O marido alegara que simplesmente não gostava mais de intimidade. Ele chegou a sugerir que ela arrumasse um amante, o que a deixou chocada. Sexo sem amor era algo inconcebível para Carrie e ela então sugeriu que seu marido consultasse um médico, conselho que não foi bem recebido.

Como seu parceiro se recusava a procurar ajuda e ela não admitia que também era responsável pela situação atual, assumiu a culpa, transformando-se numa pessoa fisicamente indesejável.

No entanto, Carrie tinha dificuldade em aceitar essa nova imagem, e agora que começara a perder peso, estava literalmente desabrochando semana após semana. À medida que ficava em forma, voltou a se preocupar com sua aparência. Seu marido não sabia o que pensar sobre sua nova aparência. E então, um dia, ela chegou ao meu consultório com um grande sorriso no rosto. Quando perguntei o porquê de tanta felicidade, ela me disse que tinha se reaproximado de seu marido.

Certas formas de depressão resultam na perda de interesse por si mesmo e o ganho de peso é uma das primeiras manifestações do problema. No caso de depressão severa, quando o indivíduo não se interessa por nada, há uma rejeição da noção de que o próprio corpo pode ser um objeto de desejo.

- **Sinal de saúde**

Yvonne, 60 anos, queria perder em torno de 9 quilos, um excesso que já durava um ano. Tinha sido diagnosticada com câncer de mama, mas a doença estava em remissão havia um ano e meio. Sem perceber, ela diagnosticara o problema sozinha. Durante o tratamento de câncer, as pessoas perdem peso. Quando o tratamento acaba, e durante o ano seguinte, o peso volta. Depois disso, muitas pessoas dizem que desejam perder peso, mas não conseguem. De fato, subconscientemente, associamos o câncer com magreza, e, na mente de uma pessoa que teve a doença, estar acima do peso costuma ser sinônimo de saúde. Ao lidar com o medo de ser magra e o desejo de ser "como as outras pessoas", uma mulher pode levar até um ano para se convencer de que está saudável novamente. A magreza então muda de *status* em sua mente e começa a representar um reconhecimento renovado do corpo, um sinal de sua confiança em seu bem-estar e no futuro.

- **Adaptando-se à aposentadoria**

Edward, 60 anos, respira com dificuldade e chegou à minha sala ofegante. Contou-me sua história com o peso, na qual o álcool tinha um papel importante. Sua vida estava repleta de almoços de negócios e momentos prazerosos durante refeições caseiras. Esse homem de negócios, cuja carreira estava chegando ao fim, foi eleito prefeito de sua cidade. Alguns anos depois, vendeu sua empresa, mas sofreu uma derrota política esmagadora. De repente, Edward viu-se duplamente aposentado e sem muitas de suas responsabilidades profissionais. Ele não estava apenas entediado; também perdera a autoestima. Estava sentindo um vazio interior que buscava preencher de duas maneiras: dando-se o luxo de comer seus alimentos favoritos e depois exagerando e comendo em excesso. Esse homem que teve uma vida tão cheia estava agora literalmente estufando seu corpo.

Essa forma de ganho de peso é extremamente comum. Ao se aposentar, muitas pessoas usam a comida para preencher o vazio. A causa não é apenas a repentina falta de trabalho, mas também a perda da autoestima em função da falta de direção e do medo de que o fim da vida profissional seja um presságio do fim da vida social. O papel do médico, nessa situação, é mostrar que é possível estar aposentado e ter um papel importante e ativo na sociedade, por meio dos amigos, da família e até de trabalho voluntário. Quando se interessam por outras pessoas, passam a estudar novas disciplinas ou tornam-se participantes ativos de organizações, os aposentados combatem impulsos depressivos.

COMO EVITAR A ARMADILHA DA DIETA SANFONA

1 **Respire fundo.** Sejamos honestos: estamos sempre analisando situações de forma obsessiva! Não permita que sua mente e suas emoções sejam dominadas pelo ambiente circundante. Aprenda a ver as coisas sob diferentes pontos de vista e abra os olhos para o mundo que o rodeia. Poder rir das coisas é ótimo para afastar pensamentos negativos.

2 **Abandone ideias preconcebidas.** Use seu senso crítico e, antes de tudo, reflita com cautela. Um anúncio que promove um ideal de beleza perfeito não é realista. Não se esqueça de que programas de computador são usados para retocar qualquer imperfeição, por menor que seja. Não se esqueça de que os gurus do *marketing* estão tentando seduzir você e eles são muito talentosos.

3 Dedique tempo a você. Se você acha que precisa de alguém para conversar ou lhe dar conselhos, não tenha vergonha, admita e siga em frente. Uma sessão de terapia, longe de ser uma atividade inútil, vai ajudá-lo a ver as coisas com mais clareza.

4 Seja realista. É ótimo estabelecer um objetivo e tentar alcançá-lo, mas nada é mais desencorajador do que lutar por um objetivo impossível de ser conquistado. Descubra o que é realmente importante para você e, sendo objetivo, estabeleça um "inventário" e um plano de ação viável.

5 Confie em si mesmo. Nada impede que você conquiste um objetivo, desde que ele seja realista. Faça uma lista com suas motivações e não se esqueça de consultá-la regularmente. Isso vai ajudar você a permanecer focado e a seguir em frente em momentos de incerteza.

PARTE 2

A DIETA PARISIENSE

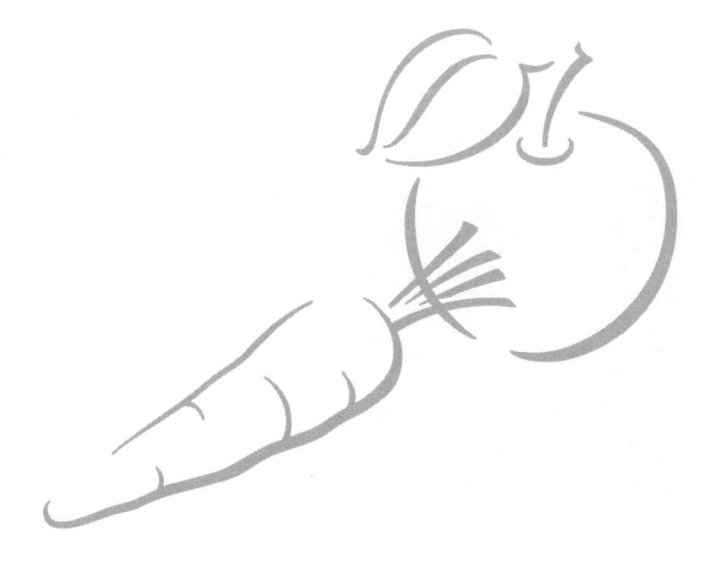

CAPÍTULO 3

CALCULE SEU PESO IDEAL: ESTABELEÇA SUA META

Espero que, ao ler este livro, você perceba que a ideia de, num passe de mágica, transformar-se de um dia para o outro em modelo de capa de revista não é a melhor maneira de controlar seu peso e sua forma. Mas qual é seu objetivo? Você precisa estabelecer seu "peso ideal". O peso ideal é o peso que você deve conseguir manter sem medo de acumular quilos extras quando voltar à sua dieta ou sua rotina normais. Isso é extremamente importante, pois é preciso evitar a qualquer custo a recuperação do peso perdido. Toda vez que você perde e depois recupera peso, seu corpo produz novas células com capacidade de armazenar ainda mais gordura que antes. É por isso que pessoas que perdem peso em dietas rápidas e fáceis acabam ganhando mais peso a longo prazo.

Como descobrir o seu peso ideal? Desenvolvi uma fórmula que vai ajudá-lo a identificar seu peso geneticamente estável. Esse é o peso que você pode alcançar, que o deixará satisfeito consigo mesmo e o que será mais fácil de manter ao longo do tempo.

Fórmula do peso ideal

A Quanto você pesava aos 18 anos de idade, sem dieta?

B Qual foi o maior peso que você alcançou, sem contar o peso durante a gravidez?

C Qual foi o menor peso que você alcançou depois dos 18 anos, com ou sem dieta?

D Qual seu peso atual?

Faça a soma das respostas das questões A e B e divida por dois. O resultado é **Y**.

Faça a soma das respostas das questões C e D e divida por dois. O resultado é **Z**.

Adicione Y e Z e divida por dois. **Esse é o seu peso ideal.**

Exemplo:

	kg
A	68
B	95
C	63,5
D	91
$(A + B) \div 2 = Y$	$(68 + 95) \div 2 = 81,5$
$(C + D) \div 2 = Z$	$(63.5 + 91) \div 2 = 77,25$
$(Y + Z) \div 2 =$ **seu peso ideal**	$(81,5 + 77,25) \div 2 =$ **79,4 kg**

Agora você tem em mãos seu peso ideal – um número em preto e branco que representa seu peso estável potencial – e ele pode ser mais alto ou mais baixo do que você esperava. Mas não se esqueça de que esse é um número possível. É um ponto de partida baseado no que o seu corpo pode potencialmente atingir hoje. O tempo necessário para atingir essa meta depende da diferença entre seu peso atual e seu peso ideal, mas você verá que as três fases da dieta proporcionarão a flexibilidade para seguir seu programa de emagrecimento até você alcançar seu peso ideal. Até lá, você terá adquirido os bons hábitos necessários para manter seu peso a longo prazo. Você deve continuar a monitorar seu peso e pode implementar a fase Café ou a fase Bistrô (ver páginas 85–107 e 109–163) por dois ou três dias para se reajustar caso perceba um leve aumento de peso (2-2,5 kg). Depois de conseguir manter seu peso ideal por seis meses a um ano, você também deve checar o seu índice de massa corporal (IMC) e ver se seu peso atual se encaixa na faixa normal. Se não, você deve usar a fórmula do peso ideal novamente, usando seu novo peso normal como a variável "D", estabelecendo um novo peso ideal. Você pode continuar progredindo até atingir um IMC que não esteja nem acima nem a seguir do peso, implementando a dieta e alcançando seu peso ideal. Não se esqueça de que, antes de recalcular o seu objetivo, você precisa ter mantido seu peso ideal estável por pelo menos seis meses consecutivos.

Agora que você calculou seu peso ideal, como chegar lá? Antes de apresentar as três fases do programa, vou explicar algumas regras básicas, como sempre faço no início de todas as consultas com novos pacientes.

- Em primeiro lugar, lembre-se de que essa dieta é para você, o sucesso dela depende de você.
- Comece a dieta no seu ritmo, sem culpa nem frustrações. Você decidiu emagrecer e deve encarar essa decisão como algo positivo em sua vida.
- Aceite o fato de que qualquer dieta exigirá uma mudança em seus hábitos alimentares.
- Não fique desmotivado. Você tem todo o tempo de que precisa. Esta não é uma corrida e o que conta é o resultado.
- Finalmente, não se concentre nos obstáculos que podem impedir o sucesso de uma dieta. Você pode achar que vai sentir fome, que vai se sentir culpado se comer um lanche ou não seguir a dieta à risca, que não vai resistir à tentação, ou que vai demorar demais para perder peso. Aprenda a ser paciente consigo mesmo e bloqueie os pensamentos negativos de sua mente. Você pode fazer isso.

Tabela de Índice de Massa Corporal*

IMC	16	17	18	19	20	21	22	23	24	25	26	27	28	29	30	31	32	33
																	Peso	
Altura (m)	Abaixo do peso			Normal						Acima do peso								
1,47	35	37	39	41	43	46	48	50	52	54	56	59	61	63	65	67	69	72
1,50	36	38	40	43	45	47	49	52	54	56	58	61	63	65	67	70	72	74
1,52	37	39	42	44	46	49	51	53	56	58	60	63	65	67	70	72	74	77
1,55	38	41	43	46	48	50	53	55	58	60	62	65	67	70	72	74	77	79
1,57	40	42	45	47	50	52	55	57	60	62	64	67	69	72	74	77	79	82
1,60	41	44	46	49	51	54	56	59	61	64	67	69	72	74	77	79	82	85
1,63	42	45	48	50	53	55	58	61	63	66	69	71	74	77	79	82	85	87
1,65	44	46	49	52	55	57	60	63	65	68	71	74	76	79	82	84	87	90
1,68	45	48	51	53	56	59	62	65	67	70	73	76	79	81	84	87	90	93
1,70	46	49	52	55	58	61	64	67	70	72	75	78	81	84	87	90	93	96
1,73	48	51	54	57	60	63	66	69	72	75	78	81	84	87	89	92	95	98
1,75	49	52	55	58	61	65	68	71	74	77	80	83	86	89	92	95	98	101
1,78	51	54	57	60	63	66	70	73	76	79	82	85	89	92	95	98	101	104
1,80	52	55	59	62	65	68	72	75	78	81	85	88	91	94	98	101	104	107
1,83	54	57	60	64	67	70	74	77	80	84	87	90	94	97	100	104	107	110
1,85	55	58	62	65	69	72	76	79	83	86	89	93	96	100	103	107	110	113
1,88	57	60	64	67	71	74	78	81	85	88	92	95	99	102	106	110	113	117
1,91	58	62	65	69	73	76	80	83	87	91	94	98	102	105	109	112	116	120
1,93	60	63	67	71	75	76	82	86	89	93	97	101	104	108	112	116	119	123

34	35	36	37	38	39	40	41	42	43	44	45	46	47	48	49	50	51	BMI
(quilos)																		
Obeso							Extrema Obesidade											Altura (m)
74	76	78	80	82	85	87	89	91	93	95	98	100	102	104	106	109	111	1.47
76	79	81	83	85	88	90	92	94	97	99	101	103	106	108	110	112	115	1.50
79	81	84	86	88	91	93	95	98	100	102	105	107	109	111	114	116	118	1.52
82	84	86	89	91	94	96	98	101	103	106	108	110	113	115	118	120	122	1.55
84	87	89	92	94	97	99	102	104	107	109	112	114	117	119	122	124	126	1.57
87	90	92	95	97	100	102	105	108	110	113	115	118	120	123	125	128	131	1.60
90	92	95	98	100	103	106	108	111	114	116	119	122	124	127	129	132	135	1.63
93	95	98	101	104	106	109	112	114	117	120	123	125	128	131	134	136	139	1.65
96	98	101	104	107	110	112	115	118	121	124	126	129	132	135	138	141	143	1.68
98	101	104	107	110	113	116	119	122	125	127	130	133	136	139	142	145	148	1.70
101	104	107	110	113	116	119	122	125	128	131	134	137	140	143	146	149	152	1.73
104	108	111	114	117	120	123	126	129	132	135	138	141	144	147	151	154	157	1.75
107	111	114	117	120	123	126	130	133	136	139	142	145	149	152	155	158	161	1.78
111	114	117	120	124	127	130	133	137	140	143	146	150	153	156	159	163	166	1.80
114	117	120	124	127	130	134	137	140	144	147	151	154	157	161	164	167	171	1.83
117	120	124	127	131	134	138	141	144	148	151	155	158	162	165	168	172	175	1.85
120	124	127	131	134	138	141	145	148	152	155	159	163	166	170	173	177	180	1.88
123	127	131	134	138	142	145	149	152	156	160	163	167	171	174	178	181	185	1.91
127	130	134	138	142	145	149	153	157	160	164	168	171	175	179	183	186	190	1.93

* Adaptado dos Institutos Nacionais de Saúde, *Clinical Guidelines on the Identification, Evaluation, and Treatment of Overweight and Obesity and Adults: The Evidence Report*, publicação NIH n. 98-4083 (setembro 1998), citado em http://www.cdc.gov/healthyweight/assessing/bmi/adult_bmi/index.html. Acesso em: 23 de agosto de 2012.

GRÁFICO DO ÍNDICE DE MASSA CORPORAL

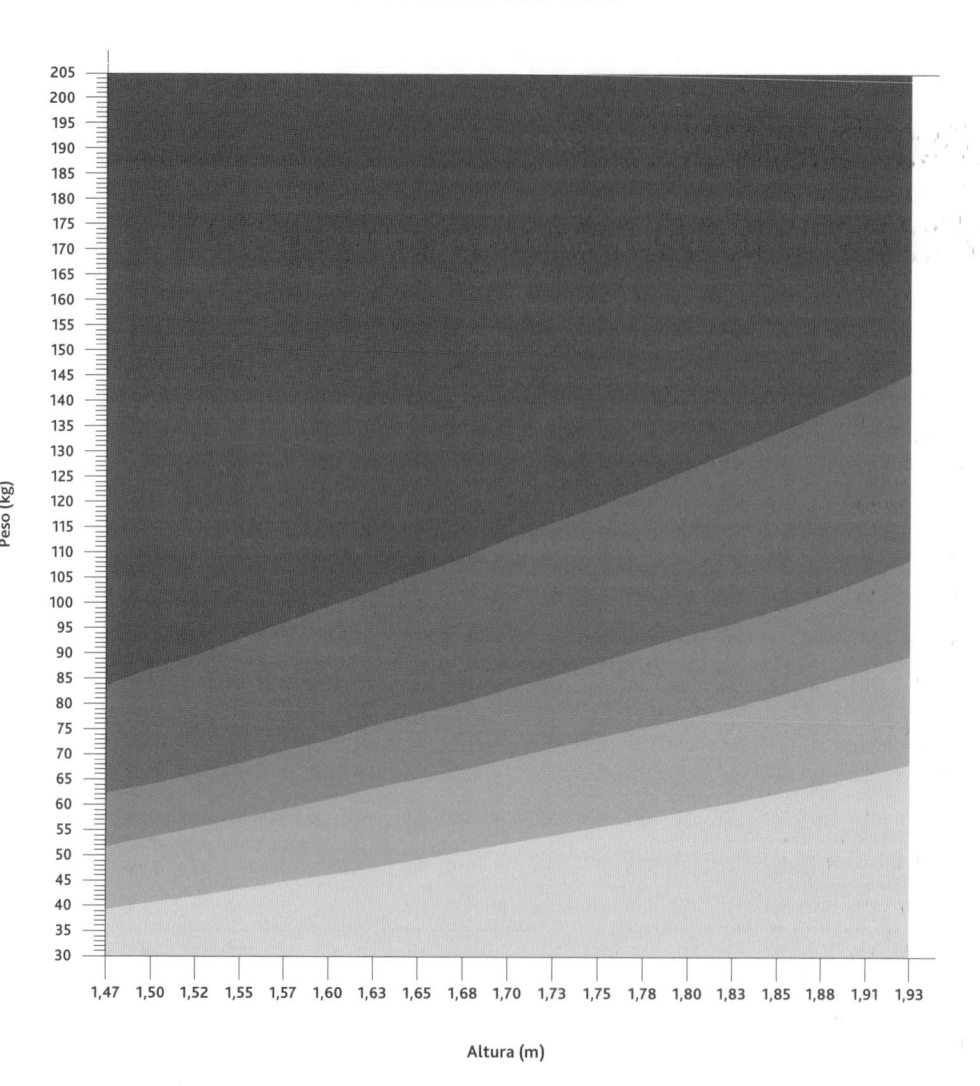

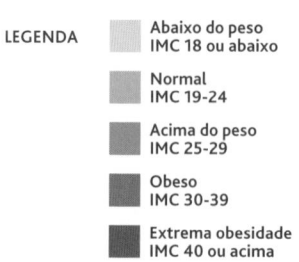

LEGENDA

Abaixo do peso
IMC 18 ou abaixo

Normal
IMC 19-24

Acima do peso
IMC 25-29

Obeso
IMC 30-39

Extrema obesidade
IMC 40 ou acima

Capítulo 4

ANTES DE COMEÇAR: DIRETRIZES DA DIETA

Regras para o sucesso

As dicas a seguir são essenciais para seu sucesso com este plano de dieta.

1 **Aceite seu desejo de perder peso**

Ponha no papel seu objetivo e o motivo pelo qual você quer perder peso. Essa decisão deve ser só sua – você deve ter certeza absoluta de que perder peso lhe trará benefícios concretos. Diga a seus amigos que você está de dieta e que o apoio deles será importante para seu sucesso. Releia suas metas regularmente para poder lidar melhor com os momentos difíceis e os períodos de estagnação e se manter motivado.

2 **Estabeleça um objetivo realista**

Não tente perder peso demais, com muita rapidez, seguindo uma dieta excessivamente restritiva por muito tempo. E não passe fome. Comer uma quantidade satisfatória é a única maneira de tornar uma dieta sustentável. A fórmula do peso ideal (ver página 58) vai ajudar você a identificar um objetivo razoável e factível.

3 **Siga seu ritmo**

A Dieta Parisiense é uma solução dividida em três fases, mas nem todas as fases são obrigatórias. A fase Café serve para dar um empurrão inicial e estimular você a iniciar o programa de emagrecimento, mas se achar que essa fase é restritiva demais, comece pela fase Bistrô. Adapte a dieta como achar melhor. Talvez demore um pouco para perder peso, mas você precisa se manter sob controle e continuar com a dieta. Você pode permanecer duas ou três semanas na fase Bistrô e ficar na fase Gourmet quanto tempo quiser. No fim, não importa muito se demorar duas semanas ou um mês para perder os primeiros 4 ou 5 quilos; o mais importante é chegar lá.

4 Uma folga de vez em quando não faz mal

A frustração é o maior desafio de uma dieta. Transforme sua dieta num jogo e faça com que suas refeições contenham algo que o anime. Nada é proibido. Permita-se algumas comidas "prazerosas" que servirão como uma tábua de salvação entre os alimentos "obrigatórios". Somos onívoros, logo devemos comer um pouco de tudo e ter uma dieta variada. Você só perderá peso com sucesso se respeitar suas vontades, desejos e hábitos. Lembre-se de que, quando se deixa levar por esses desejos, você precisa compensar antes e/ou depois. Em breve explicarei como funciona esse plano de recuperação (ver página 270).

5 Redefina seus hábitos

Com essa dieta, você redescobrirá o gosto da comida. Tente preparar alimentos de diversas maneiras, ao invés de depender das embalagens oferecidas pela indústria alimentícia. Imagine, por exemplo, um peito de frango, cozido sem gordura, mas preparado com alho ou salsinha. Em vez de uma simples salada de tomate, passe os ingredientes pelo liquidificador e deguste um saboroso gaspacho. Uma dieta não deve ser vista como uma pausa em sua vida que termina quando se atinge o peso desejado. Ela deve ajudar você a fazer mudanças importantes em sua rotina diária, incluindo seus hábitos alimentares, para garantir que você conseguirá manter seu peso a longo prazo. Não se engane pensando que tudo será um passeio depois de terminar sua dieta: na verdade, é depois de alcançar sua meta que tudo começa. Se você aproveitar esse período para reaprender noções básicas de alimentação e nutrição – o gosto de frutas e vegetais, como cozinhar sem gordura, que escolhas fazer diante da variedade intimidadora de alimentos disponíveis, e como planejar uma refeição que não o deixe com fome –, essas habilidades vão se tornar parte de você e assim poderão ser incorporadas aos seus hábitos alimentares pelo resto de sua vida.

6 Encontre o equilíbrio e administre a fome

Essa dieta fundamenta-se em um volume crescente de alimentos com uma ingestão de calorias estável e no equilíbrio entre fibras, proteínas e açúcares. As proteínas são um componente essencial de nossa nutrição. Não podemos perder peso e ficar em forma sem elas, pois, sem consumir proteína suficiente, nosso corpo buscará nos músculos e em outros órgãos vitais o que for necessário para repô-las. Planejar o consumo de proteínas é essencial, porém, quando consumidas em excesso, elas são convertidas em açúcares e por fim em gordura. Açúcares são uma fonte de glicogênio, que armazena energia nos músculos, e esta dieta permite o consumo de alguns açúcares, principalmente na forma de carboidratos. Esta dieta foi planejada para fornecer a seu corpo uma quantidade balanceada de proteína e açúcar para que cada órgão obtenha os nutrientes necessários, fazendo com que o organismo utilize as reservas de gordura para gerar energia, o que resulta em perda de peso.

7 Seja o dono de sua dieta

Para perder peso, você precisa aprender a administrar sua alimentação sozinho. Dietas normais, onde tudo é uma imposição, nunca funcionam a longo prazo. É por isso que incluí uma lista de fontes alternativas de fibras, proteínas e açúcar para que você possa fazer suas próprias escolhas. Por exemplo, se uma receita tem carne como ingrediente, mas você está sem vontade de comer carne naquele dia, você pode substituí-la por algo na lista de equivalentes (ver páginas 78–81). Você também pode substituir uma fruta por outra, dependendo do que deseja comer em determinado dia.

8 Simplifique

Você pode usar receitas, é claro, mas não precisa imitar a alta gastronomia com ingredientes de baixa caloria. Deixe isso para quem tem tempo de sobra e para *chefs* profissionais. Use receitas simples como as deste livro e experimente acrescentar ervas, especiarias e temperos diferentes para surpreender seu paladar. Compre equipamentos de cozinha próprios para receitas dietéticas (panelas antiaderentes, formas de silicone, utensílios para cozimento no vapor, etc.).

9 Beleza importa

A maneira como você prepara seus alimentos é muito importante. Muitos de nós não costumam comer frutas. Porém, usando a criatividade – cozinhá-las, assá-las ou fazer uma salada de frutas –, elas ficam mais atraentes. Não ignore a estética do prato. A aparência de sua refeição pode tornar seu consumo mais agradável.

10 Faça escolhas saudáveis

Ao se deparar com várias opções, é importante fazer escolhas saudáveis. Por exemplo, duas torradas com manteiga e geleia contêm 240 calorias, mas um fatia de pão integral com um ovo cozido tem só 180. Um copo de refrigerante *diet* tem zero caloria enquanto um copo de refrigerante normal tem 70. Uma porção de *cheesecake* contém 300 calorias, mas um iogurte desnatado misturado com um purê de frutas tem metade disso. A diferença entre um pão com linguiça (700 calorias) e um sanduíche de presunto e queijo (300 calorias) é considerável. Faça molhos com menos gordura, use métodos de cozimento mais leves e escolha os alimentos mais apropriados dentre as possibilidades.

11 Crie sua própria rotina

Todos temos nossas rotinas alimentares. O ditado francês: "Alimente--se como um príncipe pela manhã e como um mendigo à noite" não é obrigatório. É fundamental dedicar a cada refeição de 20 a 30 minutos sem distrações, mas você pode ditar o ritmo de suas refeições. Você pode comer mais numa refeição e menos na outra ou pode substituir algo de uma com algo de outra. Por exemplo, se não gosta de comer logo depois de acordar, em vez de tomar o café da manhã faça um lanche algumas horas depois. Mas se o café for uma refeição importante para você, tome um bom café da manhã. Essa dieta não exige que você coma itens específicos em horários específicos. O que é essencial é que você consuma os itens planejados para aquele dia em algum momento durante o dia. Sua dieta deve ser adaptada ao seu estilo de vida e às suas expectativas. Nunca se esqueça de que é importante sua vida estar sob seu controle. Você é quem manda!

12 Não mude seu estilo de vida

Mesmo quando está de dieta, você deve conseguir fazer tudo o que faria normalmente. Você só precisa de soluções para poder lidar melhor com a vontade de petiscar ou para saber quais alimentos escolher quando está num almoço de negócios ou num jantar com amigos. Nas páginas 263–266 você encontrará dicas de como se manter fiel à dieta em várias situações.

13 Monitore seu consumo

Coloque seu plano semanal na porta da geladeira para não permitir improvisação. Anote num diário o que você comeu todos os dias. Você perceberá que, caso seu peso não esteja diminuindo, é porque mudou a dieta nos dias antes de se pesar. Seguir uma dieta corretamente sempre dará resultados – não necessariamente em dois ou três dias, mas com certeza ao longo de duas semanas.

14 Verifique seu peso e arredonde para cima

A balança é uma ferramenta importante para o monitoramento da dieta. Verifique seu peso regularmente, mas não obsessivamente. Você deve se pesar uma vez por semana, assim que acordar, antes de comer mas depois de urinar. A perda de peso não tem uma trajetória linear constante, então não se sinta desencorajado se seu peso não variar. Tire suas medidas corporais (coxas, quadril, cintura e busto) com frequência. Elas são outro meio para avaliar a eficácia de sua dieta, já que é possível emagrecer sem uma redução significativa do peso. Compre um pedômetro e procure aumentar sua atividade física diária.

15 Prêmios!

Sempre que houver progresso, dê um presente para si mesmo, mas não um que envolva comida: uma calça nova, um creme facial, uma massagem... A escolha é sua! Acredite em você!

Conheça os alimentos essenciais

1 Iogurte

Há uma leve diferença entre o gosto do iogurte integral e o desnatado, mas é melhor você se limitar ao desnatado. Você vai se sentir bem sem aumentar o consumo calórico. Iogurtes de frutas só têm o sabor das frutas; apesar de raramente conter mais que 12% de frutas, você pode consumi-los desde que não contenham açúcar.

2 Verduras frescas ou congeladas

Você pode usar as verduras disponíveis. Em termos nutricionais, verduras frescas não são melhores que verduras congeladas ou enlatadas. É uma questão de gosto. É muito melhor comer verduras congeladas que não comer nenhum tipo de verdura. No entanto, suspeite de produtos comercializados: certifique-se de que não tenham adição de gordura. É sempre preferível comprar produtos da estação.

3 Sopas de legumes e verduras

Sopas com pedaços de verduras e legumes saciam o apetite. Evite sopas com gordura ou carboidratos acima do normal. Em vez desses aditivos, aumente o sabor de sopas com erva-doce ou salsinha. A abobrinha é um legume que ajuda a engrossar sopas.

4 Peixe e frutos do mar

O atum e o salmão são mais gordurosos que outros tipos de peixe, mas são aceitáveis se o tamanho da porção for igual a uma de carne. Frutos do mar são uma boa opção que normalmente é ignorada. A porção permitida é de 115 g (parte comestível), o que equivale a oito camarões médios.

5 Queijo

Consuma apenas queijos que contenham menos de 30% de gordura. Mesmo com essa restrição, ainda existem muitas opções. E você certamente pode comer queijo em vez de carne, o que é um hábito *très* francês no jantar.

6 Ovos

Ovos devem ser consumidos com moderação. A gema é a parte mais calórica do ovo e também a que contém mais colesterol. É preferível comer só a clara, especialmente se você estiver seguindo um plano de recuperação depois de uma escapada (veja página 270).

7 Bebidas

Manter-se adequadamente hidratado é essencial, especialmente quando se está de dieta. Evite bebidas que contenham açúcar ou álcool. Beba água mineral ou filtrada, chá, café preto e refrigerantes diet. Para tornar a água um pouco mais interessante, adicione algumas gotas de suco de limão, limão-siciliano ou laranja. Beber a água usada para cozinhar os vegetais é uma maneira eficiente de controlar o apetite.

Fazer compras é uma parte essencial de nossas vidas, mas é uma atividade cercada de armadilhas para quem está tentando seguir uma dieta saudável. O que podemos fazer?

- Prepare uma lista de compras antes de sair de casa e siga-a criteriosamente. Faça um estoque de ingredientes apropriados para sua dieta como adoçantes, ervas e temperos, laticínios desnatados, ovos, frutas e vegetais.

- Faça compras após as refeições para não se sentir tentado pelos produtos a sua volta.

- Evite ir ao supermercado com as crianças, que às vezes vão fazer você comprar mais do que estava planejando, seja por fraqueza de sua parte, seja por pressão da parte delas.

- Leia com cuidado a lista de ingredientes de seus produtos favoritos para ter certeza de que o que você está comprando corresponde ao que está sendo anunciado. Não se esqueça de que o primeiro ingrediente da lista é o que está presente em maior quantidade no produto. Redobre a atenção com refeições prontas para ter certeza de que seu "macarrão com camarão" realmente contém camarão.

- Veja quantas calorias o produto contém e sempre verifique se a porção listada na informação nutricional corresponde à quantidade que você planeja consumir.

Capítulo 5

OS ITENS ESSENCIAIS DA COZINHA

Métodos de cozimento leves

A dieta começa na cozinha. Uma dieta monótona causa frustração e impaciência. Para acostumar seu corpo a comer menos, você deve variar a maneira de preparar seus alimentos. Os métodos de cozimento leve a seguir darão variedade a suas refeições sem o acréscimo de gordura ou de calorias.

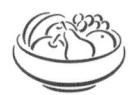 **Frutas e vegetais**

- **Asse** em *papillote* com papel-alumínio ou papel-manteiga
  Ferva em bastante água com sal
- **Grelhe** no forno (usando a função *grill*)
- **Frite** a seco (sem gordura) numa frigideira antiaderente bem quente ou num *wok*
- **Grelhe** na chapa ou churrasqueira
- **Cozinhe** no micro-ondas num recipiente próprio para esse tipo de forno com pouca água ou embrulhado em papel-manteiga
- **Cozinhe** no vapor com uma cesta de vapor ou panela de pressão
- **Cozinhe** numa panela coberta

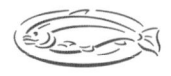 ## Carne e peixe

- **Asse** *papillote* com papel-alumínio ou papel-manteiga
- **Ferva** em bastante água com sal e com um *bouquet garni* (louro, tomilho, salsinha)
- **Grelhe** num forno (com função *grill*)
- **Frite** sem gordura numa frigideira antiaderente bem quente ou num *wok*
- **Grelhe** numa chapa ou churrasqueira
- **Cozinhe** no micro-ondas embrulhado em papel-manteiga
- **Cozinhe** no vapor com uma cesta de vapor ou panela de pressão

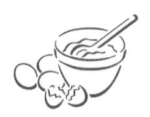 ## Ovos

- **Asse** no forno numa travessa ou num ramequim
- **Ferva** por 3 minutos para obter ovos moles; 5 minutos, para gema semimole; 10 minutos para gema dura
- **Cozinhe** no micro-ondas num ramequim ou numa travessa apropriada para esse tipo de forno por 1 minuto na potência média
- **Cozinhe** em água fervente com algumas gotas de vinagre por mais ou menos 3 minutos
- **Bata (ou faça um omelete)** numa frigideira quente antiaderente ou cozinhe em banho-maria com leite desnatado

 ## Carboidratos

- **Ferva** em bastante água com sal
- **Cozinhe** o arroz com três vezes seu volume de água fria numa panela (antiaderente) quente ou num *wok* até o líquido ser completamente absorvido, mexendo regularmente
- Coloque de **molho** o cuscuz num recipiente com uma vez e meia seu volume de água fervente e uma pitada de sal; cubra e aguarde até a absorção total do líquido
  Nota: Para batatas, siga as instruções para "Frutas e vegetais", na página 71.

Especiarias e ervas

Há muito tempo dependemos das propriedades aromáticas de algumas plantas para acentuar o sabor da comida. Especiarias e ervas são a chave para evitar a monotonia durante uma dieta. Elas também tornam a digestão mais saudável. Veja a seguir algumas combinações testadas e aprovadas para dar um toque especial às suas refeições.

Especiarias

Nome	Forma	Usar com
Canela	Em pó Em pau	Peixe (marinada) Fruta (salada, frutas assadas) Aves (marinada) Arroz Iogurte
Cravo	Em pó Inteiro	Repolho Carne (assada) Arroz Sopa, caldo
Coentro	Em pó Semente	Pratos de forno Cozido
Cominho	Em pó Semente	Repolho Filé de peixe Lentilha Batata Chucrute Sopa de vegetais
Curry	Em pó Pasta	Maçã (assada) Ovos Peixe e frutos do mar Cordeiro Massa Arroz Vegetais Carne branca

Nome	Forma	Usar com
Noz-moscada	Em pó	Pratos com repolho Pratos com queijo frutas frescas: laranja, abacaxi, morango Cordeiro (moído) Batata Vitela (moída) Gratinado/purê de vegetais
Páprica	Em pó	Ovos Peixe (marinada) Carne (marinada) Iogurte/queijo *cottage* para um molho temperado
Pimenta	Em grão Seca Em pó	Todos os pratos (moída na hora) Marinada
Açafrão (espanhol)	Estigmas Em pó	Peixe Arroz *Usar com moderação em pratos cozidos, pois pode deixar a comida amarga
Anis-estrelado	Inteiro	*Curry* Sopa
Baunilha	Extrato Semente Fava	Laticínios Peixe (marinada) Fruta, sobremesa Frango (marinada)

Ervas

Nome	Forma	Usar com
Manjericão	Picado Amassado	Ovos Massa Frango Sopa Vitela Vegetais (cozidos), pimentões, berinjela, folhas para salada, tomate (cozido ou cru), abobrinha *Perde o aroma quando cozido
Folha de louro	Desidratada Fresca	Sopa Cozido
Bouquet garni (salsinha, tomilho, louro)	Desidratado Fresco	Sopa, caldo Cozido
Cerefólio	Desidratado Fresco	Ovos Peixe Salada Molhos Sopa
Cebolinha	Fresca	Ovos Batata (no vapor) Molho para salada Sopa Iogurte
Coentro	Fresco	Salada Sopa (clara) Vegetais (cozidos)
Endro	Fresco Em pó Sementes	Pepino e salada de batatas Peixe (assado) *Fresco: adicione logo antes de servir *Em pó/sementes: adicione no início do cozimento

Nome	Forma	Usar com
Hortelã	Fresca	Cordeiro
	Desidratada	Chá
Orégano	Desidratado	Carne (grelhada)
		Pratos com tomate (quentes)
		Molho de tomate
		Gratinado de vegetais
Salsinha	Fresca	Adorno
		Salada, molho para saladas
		Molhos
		Sopa
Alecrim	Fresco	Cordeiro (marinada, para grelhar)
	Desidratado	*Ratatouille*
	Em pó	Carne branca
Sálvia	Fresca	Peixe
	Desidratada	Caça
		Aves
		Chá
Estragão	Fresco	Ovos, omelete
	Desidratado	Molho para salada
	Em pó	Tomate
		Sopa de legumes e vegetais (cremosa)
		Carne branca
Tomilho	Fresco	Carne (marinada)
	Desidratado	Sopa
		Pratos com tomate/pimentão

EQUIVALENTES E SUBSTITUTOS ALIMENTARES

Menciono várias vezes alimentos "equivalentes" que podem ser substituídos por outro ingrediente numa receita. A lista de alternativas a seguir pode ser usada para dar variedade às receitas ou substituir um alimento de que você não goste ou que esteja fora de estação.

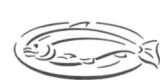

Proteína (carne, peixe, frango, queijo)

115 g de frango ou peru cozido (carne branca, sem pele)

2 ovos médios

115 g de filé de peixe cozido (linguado, salmão, truta, atum fresco, congelado ou enlatado em salmoura)

115 g de crustáceos, limpos e sem casca (amêijoa, caranguejo, lagosta, vieira, camarão)

85 g de presunto magro, sem gordura

115 g de carne magra cozida: carne sem gordura (coxão mole ou duro, contrafilé, fraldinha); filé-mignon; carne assada (paleta, costela); bife (*T-bone*, lagarto); coxão mole ou duro moído (10-15% de gordura); carne magra suína cozida; filé-mignon suíno; bisteca suína; costeleta de cordeiro; vitela

115 g de *tofu* firme

55 g de queijo (*cheddar*, muçarela, suíço, parmesão, americano)

1 ½ copo (340 g) de iogurte desnatado natural

1 copo (225 g) de queijo *cottage* com 2% de gordura láctea

⅔ de copo (175 g) de queijo *cottage* com 4% de gordura láctea

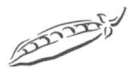
Verduras

2 copos (225 g) de pepino em cubos

2 copos (280 g) de folhas cruas (folhas para salada, chucrute, espinafre)

1 copo (175 g) de folhas cozidas (couve-de-bruxelas, repolho, aipo, alho-poró, cebolinha)

1 copo (175 g) de verduras cozidas (alcachofra, aspargo, brócolis, couve-flor, berinjela, cogumelos, pimentão, abóbora, rabanete, tomate)

½ copo (85 g) de verduras e legumes cozidos com alto teor de carboidratos (inhame, batata, batata-doce, ervilhas, banana-da-terra)

½ copo (85 g) de feijão (fradinho, carioca, roxo) cozido, lentilhas, grão-de-bico

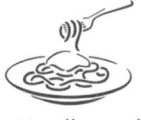
Carboidratos

2 ½ colheres de sopa (30 g) de arroz cru

½ copo (100 g) de arroz cozido

⅓ de copo (40 g) de macarrão cru

¾ (100 g) de macarrão cozido

½ *bagel*

1 fatia (30 g) de pão

½ pão sírio (15 cm diâmetro)

2 colheres de sopa (30 g) de aveia crua

½ copo (85 g) de aveia cozida

 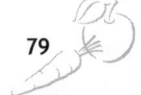

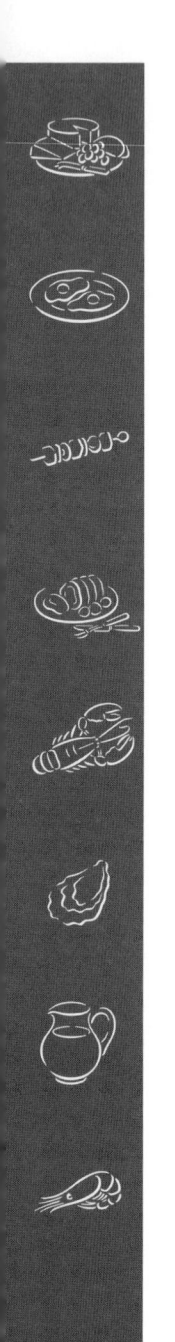

 ## Leite e laticínios

½ copo (120 mℓ) de leite semidesnatado

1 copo (240 mℓ) de leite desnatado

2 colheres de sopa niveladas (15 g) de leite em pó

¾ de copo (175 g) de iogurte semidesnatado natural

1 copo (225 g) de iogurte desnatado natural

30 g queijo (americano, *cheddar*, muçarela, parmesão, suíço)

¼ de copo (55 g) de ricota integral

⅓ de copo (85 g) de ricota semidesnatada

⅓ de copo (85 g) de queijo *cottage* com 4% de gordura láctea

½ copo (115 g) de queijo *cottage* com 2% de gordura láctea

⅔ de copo (140 g) de queijo *cottage* com 1% de gordura láctea

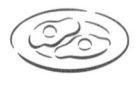 ## Gorduras

1 fatia de *bacon*

1 colher de sopa (15 g) de *cream cheese light* ou creme azedo (*sour cream*)

1 colher de chá (7 g) de manteiga ou margarina ou óleo vegetal

2 colheres de chá (10 g) de maionese ou de manteiga de amendoim

6 nozes (amêndoas, castanha de caju)

10 amendoins

10 azeitonas

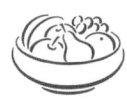 **Frutas**

1 fruta pequena / 1 fatia / 1 copo (140 g) de qualquer fruta (em pedaços)

1 ½ colher de sopa (15 g) de passas

8 damascos secos

1 ½ figo seco

3 tâmaras sem caroço

3 ameixas secas, sem caroço

Suco de frutas natural:

½ copo (120 mℓ) de suco de maçã

⅓ de copo (80 mℓ) de suco de *cranberry*

1 copo (240 mℓ) de suco de *cranberry light*

⅓ de copo (80 mℓ) de suco de uva

½ copo (120 mℓ) de suco de *grapefruit*

½ copo (120 mℓ) de suco de laranja

½ copo (120 mℓ) de suco de abacaxi

⅓ de copo (80 mℓ) de suco de ameixa

 **Vinho**

Os parisienses apreciam o vinho – como aperitivo ou durante a refeição. Uma taça pequena (125 mℓ) pode ser substituída por um pedaço de fruta.

PARTE **3**

AS TRÊS FASES

O INÍCIO

Dietas que prometem soluções fáceis e rápidas são interessantes, porém repletas de falsas promessas que impedirão você de atingir e manter seu objetivo. Só é possível ter verdadeiro sucesso com uma dieta balanceada, baseada em conhecimento médico e adaptada à vida moderna. E ela deve ser executada com inteligência. Trata-se de um método muito simples, e você só precisa de um pouco de determinação para implementá-lo.

Chegou a hora de começar. Chegou a hora de entrar numa dieta de que você vai gostar. Com a Dieta Parisiense, você aprenderá a corrigir seus hábitos alimentares. Esta dieta fornece todos os nutrientes necessários e nenhum grupo de alimentos é proibido para que você não se sinta frustrado. Não é uma dieta revolucionária ou uma dieta da moda, mas um processo simples de como aprender – ou reaprender – como e o que comer para estabelecer um novo equilíbrio em sua vida. Essas diretrizes práticas e realistas também ajudarão você a se sentir saudável e manter seu novo peso depois de terminar a dieta, o que é uma falha séria de outras dietas. Essencialmente, esta dieta fornece todas as ferramentas necessárias para ter uma dieta variada e saudável (para o resto da vida!), na qual o prazer é a palavra-chave!

A Dieta Parisiense propõe, não impõe (essa diferença sutil é importante), três fases:

- **fase Café**, um pontapé inicial opcional e breve, em que você perderá até 500 g por dia por no máximo 10 dias;
- **fase Bistrô**, com duas ou três semanas de duração, durante a qual você perderá 3,5–5 kg;
- **fase Gourmet**, durante a qual você perderá facilmente 3,5–5 kg no primeiro mês, seguidos de 2,5kg–4 kg todo mês por pelo menos três meses .

Cada fase inclui conselhos, receitas e *beaucoup* de escolhas! Mas, para entendê-las, é necessário saber qual o propósito por trás delas. Uma dieta é como um rótulo; é importante ler primeiro a lista de ingredientes e as instruções com cuidado. Você precisa estudá-los, entendê-los e assimilá--los. Porque, para funcionar, a dieta não pode ser "engolida" de uma só vez, mas deve ser assimilada e degustada, como uma excepcional (mas não muito grande) taça de vinho francês.

Capítulo 6

A FASE CAFÉ

Resumindo: como e quando

A fase Café é uma maneira **opcional** de começar sua perda de peso. Ela foi elaborada para adultos saudáveis que desejam perder os primeiros quilos em curto período de tempo no início da dieta, de modo que se sintam incentivados a continuar. Esta fase é propositalmente difícil e de curta duração porque cada quilo perdido estimula a perder o próximo e reforçar o compromisso com a Dieta Parisiense a longo prazo. No entanto, esta é uma fase extremamente restritiva, que só deve ser adotada por pessoas **saudáveis**, e leva à perda de 400–500 g por dia **por no máximo oito a dez dias. Suplementos multivitamínicos e de magnésio** são obrigatórios durante a fase Café.

Se em algum momento durante a fase Café você sentir cansaço ou achar que a dieta está sendo restritiva demais, pule para a fase Bistrô.

A fase Café pode ser adotada por um período de **um ou dois dias** para uma perda rápida de 400–500 g por dia se seu progresso durante a fase Bistrô (ver páginas 111-165) ou Gourmet (ver páginas 167-259) se estabilizar, ou como parte do plano de recuperação (ver página 270) para compensar eventuais recaídas.

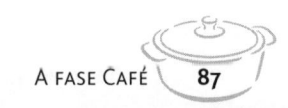

Nunca passe da fase Café para uma dieta normal sem antes passar pela fase Bistrô por pelo menos uma semana, seguida pela fase Gourmet por pelo menos duas semanas.

O café francês é um ponto de encontro despretensioso, onde moradores locais começam o dia com um café expresso encostados no balcão. Pessoas trocam fofocas e bons-dias e depois continuam com suas vidas. No almoço, tudo se repete. Essa instituição é parte do tecido social da França e também um nome apropriado para a primeira parte da dieta. A fase Café é uma breve introdução, antes de seguir adiante para as fases Bistrô e Gourmet, e inclui muitos líquidos: vitaminas, purês, sopas e bebidas como água, chá e café.

O princípio nutricional é simples: siga uma dieta de baixas calorias rica em minerais e vitaminas. Por conter altas quantidades de micronutrientes, sopas são bastante eficazes para combater a fome. Sopas de verduras e legumes são muito ricas em fibra e em água e contêm baixo teor calórico. Existe uma sopa francesa de repolho dietética que fez muito sucesso; ela virou um fenômeno viral na internet, foi copiada, deu a volta ao mundo e inúmeras pessoas recorreram a ela para perder peso rapidamente. O que você não sabe é que ela faz parte de uma dieta rápida de perda de peso que desenvolvi para um jornal francês nos anos 1990, composta por vários tipos de sopa.

O princípio da dieta original, combinado com uma série de menus cuidadosamente planejados, é a base da fase Café da Dieta Parisiense. Não se esqueça de que essa é uma fase altamente restritiva, destinada a pessoas em boas condições de saúde. Não se esqueça de ingerir suplementos vitamínicos e de zinco e de beber grandes quantidades dos líquidos permitidos (ver página 113) ao longo do dia. Esses líquidos não devem conter açúcar, mas você pode adicionar adoçantes como estévia ou aspartame. Se ainda estiver com fome depois de uma refeição, coma um prato de verduras no vapor, salada verde, endívias ou outras folhas temperadas com suco de limão.

Repetindo, não passe dessa fase para uma dieta normal sem antes passar pela fase Bistrô por uma ou duas semanas e pela fase Gourmet por duas ou quatro semanas. Normalmente, peço para meus pacientes seguirem a fase Café por um ou dois dias se estiverem perdendo menos de 400–500 g por semana. Isso ajuda a acalmá-los e alivia o estresse durante um período de estabilização na perda de peso. E, depois de um fim de semana um pouco indisciplinado, tomar uma sopa ajudará a corrigir os exageros.

CAFÉ: MENU CLÁSSICO 1

CAFÉ DA MANHÃ

Vitamina de banana e pera

1 pera pequena (aproximadamente 85 g) descascada e cortada em cubos

1 banana pequena (aproximadamente 80 g) descascada

1 copo (240 mℓ) de leite desnatado

1 colher de chá de adoçante

Tempo de preparo: 3 min / Pronto em: 3 min

Bata todos os ingredientes num liquidificador até a mistura ficar cremosa e homogênea. Sirva gelada ou com gelo.

ALMOÇO

Abobrinha e queijo *cottage*

1 abobrinha média (aproximadamente 115 g) lavada e cortada em cubos

1 dente de alho amassado

½ copo (115 g) de queijo *cottage* light

Cebolinha-francesa cortada a gosto

Tempo de preparo: 2 min / tempo de cozimento: 8 min / Pronto em: 10 min

Refogue a abobrinha e o alho numa frigideira antiaderente, sem gordura, em fogo médio, por aproximadamente 8 minutos, mexendo regularmente até a abobrinha ficar macia. Retire do fogo, adicione o queijo *cottage* e tempere com a cebolinha-francesa.

Oleaginosas

6 nozes (aproximadamente 15 g)

Queijo

30 g de queijo (americano, *cheddar*, parmesão)

CAFÉ

Sopa de alho-poró

3 alhos-porós grandes (aproximadamente 225 g) limpos e cortados em rodelas finas

2 copos (500 mℓ) de caldo de galinha sem gordura e com baixo teor de sódio

Pimenta-do-reino

2 colheres de sopa de cebolinha--francesa picada

Tempo de preparo: 5 min / Tempo de cozimento: 35 min / Pronto em: 40 min

4 porções

Ponha o alho-poró e o caldo numa panela grande. Cubra e leve à fervura em fogo alto. Retire a tampa, reduza o fogo e cozinhe o alho--poró até ficar macio. Tempere com pimenta. Decore com a cebolinha-francesa e sirva.

Fruta

1 maçã pequena (aproximadamente 140 g) fatiada

Canela

Tempo de preparo: 2min / Pronto em: 2min

Tempere a maçã com canela a gosto. Sirva.

CAFÉ DA MANHÃ

Vitamina de maçã e iogurte

2 maçãs pequenas (aproximadamente 225 g) descascadas e cortadas em cubos

¾ de copo (175 g) de iogurte grego desnatado

1 colher de chá de adoçante

¼ de colher de chá de extrato de baunilha

Tempo de preparo: 3 min / Pronta em: 3 min

Bata todos os ingredientes no liquidificador até a mistura ficar cremosa e homogênea. Sirva gelada ou com gelo.

ALMOÇO

Bacalhau com abóbora

1 abóbora média (450 g), descascada e cortada em cubos

1 cebola média em cubos

85 g de filé de bacalhau fresco

Sal e pimenta-do-reino

1 colher de chá de salsinha picada

1 pitada de *curry* em pó

Tempo de preparo: 5 min / Tempo de cozimento 30 min / Pronto em: 35 min

Coloque a abóbora e a cebola numa panela grande, adicione água até cobrir. Tampe e leve à fervura em fogo alto.

Retire a tampa, reduza o fogo e cozinhe até a abóbora ficar macia.

Cozinhe o bacalhau no vapor por 10 minutos e tempere com sal, pimenta e salsinha a gosto.

Escorra a abóbora, bata no liquidificador, tempere com *curry* em pó, sal e pimenta a gosto.

Sirva.

Oleaginosas

6 amêndoas (aproximadamente 15 g)

Sopa de sete verduras

1 copo (30 g) de espinafre lavado e sem os talos

1 abobrinha (115 g) cortada em cubos

2 nabos pequenos (aproximadamente 115 g) descascados e cortados em cubos

2 tomates grandes (aproximadamente 115 g) sem sementes e cortados em cubos

2 cenouras médias (aproximadamente 115 g) descascadas e cortadas

1 alho-poró pequeno (aproximadamente 115 g), limpo e cortado em rodelas finas

⅓ de copo (100 g) de repolho verde fatiado

2 copos (500 ml) de caldo de legumes sem gordura

Sal e pimenta-do-reino

1 colher de sopa de coentro picado

Tempo de preparo: 10 min /

Tempo de cozimento: 35 min / Pronto em: 45 min

4 porções

Coloque o espinafre, a abobrinha, o nabo, os tomates, as cenouras, o repolho e o caldo de legumes numa panela grande. Tampe e leve à fervura em fogo alto. Retire a tampa,reduza o fogo e cozinhe até os legumes ficarem macios. Tempere com sal e pimenta, decore com coentro e sirva.

Fruta

1 laranja (aproximadamente 140 g)

Café da manhã

Vitamina de kiwi

Tempo de preparo: 3 min / Pronto em: 3 min.

2 kiwis descascados e cortados ao meio

¾ de copo (175 g) de iogurte grego desnatado

1 colher de chá de adoçante

Bata todos os ingredientes no liquidificador até a mistura ficar cremosa e homogênea. Sirva gelada ou com gelo.

Almoço

Cenouras ao *curry* e iogurte

Tempo de preparo: 3 min / Tempo de cozimento: 10 min / Pronto em: 13 min

225 g de cenouras *baby*

½ colher de chá de *curry* em pó

½ colher de chá de extrato de baunilha

1 ½ copo (340 g) de iogurte desnatado natural

6 avelãs (aproximadamente 7 g) picadas

Cozinhe as cenouras no vapor por 10 minutos. Misture o *curry*, o extrato de baunilha e o iogurte. Adicione as cenouras ao iogurte. Decore com as avelãs e sirva.

Sopa de repolho

3 copos (900 g) de repolho verde
cortado bem fino

2 tomates frescos (340 g) sem
sementes

Suco de ½ limão

¾ de copo (115 g) de cebola picada

2 copos (500 mℓ) de caldo de
legumes sem gordura

2 maçãs pequenas
(aproximadamente 280 g)
descascadas e picadas

1 ½ colher de sopa de passas

Sal e pimenta-do-reino

*Tempo de preparo: 10 min / Tempo de cozimento: 25 min /
Pronto em: 35 min*

4 porções

Coloque o repolho, os tomates, o suco de
limão, a cebola e o caldo de legumes numa
panela grande. Tampe e leve à fervura em
fogo alto. Retire a tampa, reduza o fogo
e deixe cozinhar até os vegetais ficarem
macios. Adicione a maçã e as passas e
cozinhe mais 5 minutos. Tempere com sal e
pimenta. Sirva.

CAFÉ

CAFÉ DA MANHÃ

Vitamina de frutas vermelhas

1 copo (115 g) de frutas vermelhas congeladas

¾ de copo (175 g) de iogurte grego desnatado natural

1 colher de chá de adoçante

Tempo de preparo: 3 min / Pronto em: 3 min

Bata todos os ingredientes no liquidificador até a mistura ficar cremosa e homogênea. Sirva gelada ou com gelo.

ALMOÇO

Salmão grelhado com espinafre refogado

85 g de filé de salmão

Endro picado, a gosto

1 dente de alho amassado

6 copos (175 g) de espinafre lavado e sem talos

1 colher de sopa de amêndoas fatiadas (aproximadamente 7 g)

Salsinha picada para decorar

Tempo de preparo: 2 min / Tempo de cozimento: 15 min / Pronto em 17 min

Tempere o salmão com o endro e em seguida asse, grelhe ou frite a seco por mais ou menos 15 minutos ou até o peixe começar a se desfazer em lascas. Frite a seco o alho até ficar macio; adicione o espinafre com um pouco de água e refogue por 5 minutos até murchar. Toste as amêndoas fatiadas até dourarem numa frigideira antiaderente sem gordura ou num forno elétrico e salpique por cima do salmão. Decore com a salsinha picada. Sirva.

Sopa cremosa de abóbora

1 ½ copo (175 g) de abóbora descascada e cortada em cubos

2 copos (500 mℓ) de caldo de legumes sem gordura

1 cebola média descascada e picada

Sal e pimenta-do-reino

Noz-moscada em pó

Fruta

1 copo (240 g) de frutas em calda escorridas

Tempo de preparo: 10 min / Tempo de cozimento: 25 min / Pronto em: 35 min

4 porções

Coloque a abóbora, o caldo e a cebola numa panela grande. Tampe e leve à fervura em fogo alto. Retire a tampa e reduza o fogo; cozinhe até a abóbora ficar macia. Bata no liquidificador até fazer um purê e tempere com sal, pimenta e noz-moscada a gosto. Sirva.

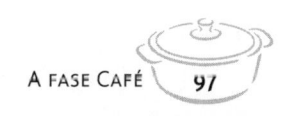

CAFÉ DA MANHÃ

Vitamina de tomate e pepino

2 tomates grandes
(aproximadamente 340 g)
descascados e sem sementes

1 pepino pequeno
(aproximadamente 115 g)
descascado e sem sementes

Suco de 1 limão

½ *grapefruit* descascado com os
gomos separados

2 pitadas de sal de aipo

Tempo de preparo: 5 min / Pronto em: 5 min

Bata todos os ingredientes no liquidificador até a mistura ficar cremosa e homogênea. Sirva gelada ou com gelo.

ALMOÇO

Tilápia com vagem

85 g de filé de tilápia (ou outro
peixe)

225 g de vagem

2 chalotas picadas

Salsinha picada

Suco de ½ limão

Tempo de preparo: 5 min / Tempo de cozimento: 20 min / Pronto em: 25 min

Grelhe ou frite a seco o filé de tilápia por mais ou menos 10 minutos ou até começar a se desfazer em lascas. Cozinhe a vagem, as chalotas e a salsinha numa frigideira antiaderente com ¾ de água. Tempere o filé com suco de limão e sirva com a vagem.

CAFÉ

Sopa de tomate

1 cebola pequena picada

2 dentes de alho amassado

¼ de copo (55 g) de extrato de tomate

2 copos (500 mℓ) de caldo de legumes sem gordura

4 tomates (aproximadamente) cortados

2 colheres de sopa de tomilho fresco

Sal e pimenta-do-reino

Tempo de preparo: 5 min / Tempo de cozimento: 10 min / Pronto em: 15 min

4 porções

Coloque a cebola, o alho, o extrato de tomate e 1 colher de caldo numa panela grande; em fogo médio, misture até os vegetais ficarem macios. Adicione os tomates com o restante do caldo, o tomilho, o sal e a pimenta. Tampe. Cozinhe até os vegetais ficarem macios. Bata no liquidificador. Sirva.

Fruta

1 banana pequena (aproximadamente 75 g)

CAFÉ DA MANHÃ

Vitamina de banana e manga

1 fatia (140 g) de manga em cubos

1 banana (aproximadamente 75 g) descascada

1 copo (240 ml) de leite desnatado

1 colher de chá de adoçante

Tempo de preparo: 3 min / Pronto em: 3 min

Bata todos os ingredientes no liquidificador até a mistura ficar cremosa e homogênea. Sirva gelada ou com gelo.

ALMOÇO

Flan provençal de tomate e pimentão vermelho com queijo *cottage*

1 cebola pequena picada

1 dente de alho amassado

3 tomates médios (aproxidamente 1 copo/280 g) sem pele, sem sementes e fatiados

1 pimentão vermelho (aproximadamente ½ copo/ 115 g) sem sementes e picado

Sal e pimenta-do-reino

1 colher de chá de tomilho fresco

½ copo (115 g) de queijo *cottage* light

Cebolinha-francesa picada a gosto

1 colher de sopa de pinólis tostados (aproximadamente 7 g)

Tempo de preparo: 5 min / Tempo de cozimento: 30 min / Pronto: em 35 min

Preaqueça o forno a 190 °C. Espalhe a cebola e o alho numa travessa. Coloque os tomates e o pimentão alternadamente sobre a cebola e o alho, bem juntinhos. Tempere com sal, pimenta e tomilho. Asse por 30 minutos ou até os vegetais ficarem macios. Sirva com queijo *cottage*, misturado com a cebolinha-francesa e os pinólis.

Queijo

30 g queijo (americano, *cheddar*, parmesão)

Sopa de cenoura e espinafre

Tempo de preparo: 5 min / Tempo de cozimento: 20 min / Pronto: em 25 min

4 porções

1 copo (240 mℓ) de caldo de legumes sem gordura

1 ½ copo (40 g) de folhas de espinafre lavadas e picadas

1 copo (225 g) de cenoura picada

1 colher de sopa de cominho em pó

Sal e pimenta-do-reino

Coloque o caldo, o espinafre, as cenouras e o cominho numa panela grande. Tampe e leve à fervura em fogo alto. Retire a tampa, abaixe o fogo e cozinhe até os vegetais ficarem macios. Tempere com sal e pimenta. Sirva.

Fruta

1 copo (200 g) de abacaxi em pedaços

CAFÉ

CAFÉ DA MANHÃ

Iogurte de frutas

Tempo de preparo: 3 min / Pronto em: 3 min

1 copo (225 g) de frutas em calda escorridas

1 *kiwi* descascado e cortado em cubos

¾ de copo (175 g) de iogurte desnatado

1 colher de chá de adoçante

Numa tigela, misture as frutas escorridas, o *kiwi*, o iogurte e o adoçante. Sirva.

ALMOÇO

Vieiras grelhadas com cogumelos portobello

Tempo de preparo: 10 min / Tempo de cozimento: 15 min / Pronto em: 25 min

1 copo (85 g) de cogumelos portobello fatiados

Sal e pimenta-do-reino

Salsinha picada, a gosto

85 g de vieiras pequenas

Páprica, a gosto

1 colher de nozes picadas (aproximadamente 7 g)

Refogue os cogumelos numa frigideira antiaderente, sem gordura, por 10 minutos. Tempere com sal, pimenta e salsinha. Tempere as vieiras com páprica e refogue por 5 minutos ou até ficarem opacas no centro. Sirva as vieiras decoradas com nozes e acompanhadas dos cogumelos.

Sopa italiana de verduras

Tempo de preparo: 10 min / Tempo de cozimento: 25 min / Pronto em: 35 min

4 porções

1 copo de folhas de espinafre (aproximadamente 30 g)

1 abobrinha pequena (aproximadamente 1 copo/ 115 g) cortada em cubos

1 funcho pequeno (aproximadamente ½ copo/ 115 g) em fatias finas

1 copo (175 g) de tomates em lata em pedaços

1 dente de alho amassado

1 pimentão vermelho pequeno cortado em pedaços (aproximadamente ½ copo/ 115 g)

1 cebola pequena picada

1 colher de chá de tomilho fresco

1 colher de chá de orégano

2 copos (500 mℓ) de caldo de legumes sem gordura

Sal e pimenta-do-reino

1 colher de chá de salsinha picada

1 colher de chá de manjericão picado

Coloque o espinafre, a abobrinha, o funcho, os tomates, o alho, o pimentão, a cebola, o tomilho, o orégano e o caldo de legumes numa panela grande. Tampe e leve à fervura em fogo alto. Retire a tampa, abaixe o fogo e cozinhe até os vegetais ficarem macios. Tempere com sal e pimenta a gosto. Decore com salsinha e manjericão e sirva.

Fruta

1 copo de melancia em pedaços (aproximadamente 140 g)

CAFÉ: MENU CLÁSSICO 8

CAFÉ DA MANHÃ

Salada de frutas cítricas

1 laranja descascada e cortada em gomos

½ *grapefruit* descascado e cortado em gomos

½ limão descascado e cortado em gomos

Suco de ½ limão

½ colher de chá de adoçante

Tempo de preparo: 10 min / Pronto em: 10 min

Misture todos os ingredientes e sirva.

Iogurte

¾ de copo (175 g) de iogurte desnatado natural

ALMOÇO

Frango grelhado com brócolis

85 g de peito de frango

Noz-moscada em pó

¾ de copo (175 g) de brócolis (apenas os buquês)

Tempo de preparo: 5 min / Tempo de cozimento: 15 min / Pronto em: 25 min

Grelhe ou frite a seco o frango até ficar bem passado, tempere com noz-moscada a gosto. Cozinhe os brócolis no vapor até ficarem macios. Sirva.

Oleaginosas

6 amêndoas (aproximadamente 15 g)

Sopa de alho-poró

3 alhos-porós grandes (aproximadamente 225 g) limpos e fatiados em rodelas finas

2 copos (500 mℓ) de caldo de galinha sem gordura e com baixo teor de sódio

Pimenta-do-reino

2 colheres de sopa de cebolinha--francesa picada

Tempo de preparo: 5 min / Tempo de cozimento: 35 min / Pronto em: 40 min

4 porções

Coloque o alho-poró e o caldo numa panela grande. Tampe e leve à fervura em fogo alto. Retire a tampa, abaixe o fogo e cozinhe os vegetais até ficarem macios. Tempere com pimenta-do-reino. Decore com a cebolinha--francesa e sirva.

ou

Sopa de repolho
(ver página 95)

Fruta

1 copo (225 g) de frutas vermelhas

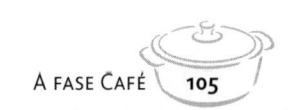

CAFÉ DA MANHÃ

Vitamina de *Kiwi* e Manga

1 fatia de manga (140 g) em pedaços

1 *kiwi* descascado em pedaços

¾ de copo (175 g) de iogurte desnatado natural

1 colher de chá de adoçante

¼ de colher de chá de extrato de baunilha

Tempo de preparo: 3 min / Pronto em 3 min

Bata todos os ingredientes no liquidificador até a mistura ficar cremosa e homogênea. Sirva gelada ou com gelo.

ALMOÇO

Verduras com molho de queijo *cottage*

2 colheres de chá de cebolinha--francesa picada

2 chalotas picadas

1 copo (225 g) de queijo cottage *light*

2 cenouras médias (aproximadamente 140 g)

¼ de pepino (aproximadamente 140 g)

3 ramos de aipo

Tempo de preparo: 10 min / Pronto em: 10 min

Misture a cebolinha-francesa e as chalotas com o queijo cottage para fazer o molho. Corte as cenouras, o pepino e o aipo em tiras. Sirva com o molho.

Oleaginosas

10 amendoins tostados sem sal (aproximadamente 30 g)

Sopa asiática

1 copo (70 g) de mostarda-chinesa picada

1 copo (70 g) de couve-chinesa

1 dente de alho amassado

¼ de copo (55 g) de pimentão vermelho cortado em tiras finas

4 cogumelos *shiitake* em pedaços

1 colher de chá de gengibre picado

2 copos (500 mℓ) de caldo de legumes sem gordura

1 copo (70 g) de vagem-torta

1 colher de sopa de molho de soja *light*

1 colher de sopa de coentro picado

Tempo de preparo: 10 min / Tempo de cozimento: 20 min / Pronto em: 30 min

4 porções

Coloque a mostarda-chinesa, a couve-chinesa, o alho, o pimentão, os cogumelos, o gengibre e o caldo numa panela grande. Leve à fervura em fogo alto e cozinhe os vegetais até ficarem macios. Adicione a vagem-torta e cozinhe por mais 5 minutos. Adicione o molho de soja e o coentro. Sirva.

Fruta

1 banana pequena (aproximadamente 75 g)

CAFÉ DA MANHÃ

Vitamina de maçã e pera

Tempo de preparo: 3 min / Pronto em: 3 min

1 pera pequena (aproximadamente 140 g) descascada e cortada em pedaços

1 maçã pequena (aproximadamente 140 g) descascada e cortada em pedaços

1 copo (240 ml) de leite desnatado

1 colher de chá de adoçante

1 pitada de canela

Bata todos os ingredientes no liquidificador até a mistura ficar cremosa e homogênea. Sirva gelada ou com gelo.

ALMOÇO

Bacalhau com aspargo e cebolinha

Tempo de preparo: 10 min / Tempo de cozimento: 20 min / Pronto em 30 min

2 cebolinhas picadas

85 g filé de bacalhau fresco

Suco de ½ limão

8-10 aspargos

2 colheres de sopa de vinagre balsâmico

Frite a cebolinha a seco até ficar transparente e adicione o bacalhau até começar a se desfazer em lascas (mais ou menos 5 minutos). Tempere com suco de limão. Cozinhe o aspargo no vapor até ficar macio. Tempere o aspargo com vinagre balsâmico e sirva com o peixe.

Sopa de alho-poró

3 alhos-porós (aproximadamente
225 g) limpos e cortados em
rodelas finas

2 copos (500 mℓ) de caldo de
galinha sem gordura e com baixo
teor de sódio

Pimenta-do-reino

2 colheres de sopa de cebolinha-
-francesa picada

*Tempo de preparo: 5 min / Tempo de cozimento: 35 min /
Pronto em: 40 min*

4 porções

Coloque o alho-poró e o caldo numa panela
grande. Tampe e leve à fervura em fogo
alto. Retire a tampa, abaixe o fogo e cozinhe
até o alho-poró ficar macio. Tempere com
pimenta. Decore com cebolinha-francesa e
sirva.

ou

Sopa de repolho
(ver página 95)

Fruta

1 pêssego (aproximadamente
140 g)

CAPÍTULO 7

A FASE BISTRÔ

RESUMINDO: COMO E QUANDO

A fase Bistrô permite uma perda de peso rápida, de 3,5–5 kg em três semanas. Ela é rápida por ser muito restritiva. Apesar de diminuir o apetite, é difícil mantê-la por muito tempo e por isso deve durar no máximo três semanas antes de se avançar para a fase Gourmet por um mês. Depois desse período, se ainda não tiver chegado a seu peso ideal, continue alternando semanalmente a fase Bistrô e a fase Gourmet até atingi-lo.

Também use a fase Bistrô:

- por sete dias se sua perda de peso se estabilizar durante a fase Gourmet;

- por duas semanas se estiver tendo dificuldade para seguir a fase Café;

- por dois ou três dias se ganhar peso depois de atingir seu peso ideal.

Enquanto estiver na fase Bistrô, tome um suplemento multivitamínico e de magnésio para evitar fadiga e cãibras e beba bastante líquido ao longo do dia.

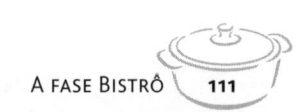

Regras básicas da fase Bistrô

É você quem manda!

As receitas a seguir podem ser adaptadas, substituindo ingredientes equivalentes de acordo com suas preferências pessoais (ver páginas 78-81).

No início de uma nova fase da dieta, é natural querer perder peso rapidamente; você está motivado e disposto a se esforçar mais para ter resultados imediatos. A fase Bistrô vai ajudá-lo a perder peso rapidamente e ao mesmo tempo fornecer alimentos suficientes para evitar que você se sinta cansado demais. No entanto, essa fase não foi criada para ser seguida por um longo período; depois de duas ou três semanas, precisa ser alternada com menus da fase Gourmet para você não se perder a motivação e não desistir da dieta.

Consumo diário permitido

Café da manhã

- Café preto, chá ou chá de ervas à vontade, com adoçante, e 2 colheres de sopa (30 mℓ) de leite desnatado, se desejado.

- ¾ de copo (175 g) de iogurte desnatado natural com adoçante, se desejado, ou 1 copo (240 mℓ) de leite desnatado ou proteína equivalente.

Manhã

- Café, chá ou chá de ervas à vontade, com adoçante, e 2 colheres de sopa (30 mℓ) de leite desnatado, se desejado.

Almoço

- Verduras cruas ou salada à vontade, temperadas com suco de limão, vinagre, mostarda, chalota, cebolas, ervas e especiarias, se desejado.

- 85 g de carne magra, peixe ou 2 ovos médios, ou proteína equivalente (ver página 76), preparada sem gordura.

- Verduras com baixo teor de carboidratos, cozidas em água ou no vapor sem gordura, à vontade.

O café da manhã pode ser um iogurte desnatado natural sem açúcar, mas adicione adoçante se desejar ou substitua o iogurte por um equivalente da lista anterior (ver páginas 78-81). Pode-se, por exemplo, beber um copo de leite ou algum outro produto lácteo desnatado.

É recomendável beber muita água, café preto ou chá de ervas a qualquer hora – com adoçante em vez de açúcar, sempre que desejar – ou tomar um caldo de legumes sem gordura, que é rico em minerais e vitaminas e controla o apetite.

- ¾ de copo (175 g) de iogurte desnatado natural com adoçante, se desejado, ou 1 copo (240 mℓ) de leite desnatado ou proteína equivalente.

- 1 pedaço (140 g) de fruta.

Tarde

- Café, chá ou chá de ervas à vontade, com adoçante, e 2 colheres de sopa (30 mℓ) de leite desnatado, se desejado.

Jantar

- Verduras cruas ou salada à vontade, temperadas com suco de limão, vinagre, mostarda, chalota, cebolas, ervas e especiarias, se desejado.

- 85 g de carne magra, peixe ou 2 ovos médios, ou proteína equivalente (ver página 78), preparada sem gordura.

- Verduras com baixo teor de carboidratos, cozidas em água ou no vapor sem gordura, à vontade.

- ¾ de copo (175 g) de iogurte desnatado natural com adoçante, se desejado, ou 1 copo (240 mℓ) de leite desnatado, ou proteína equivalente.

- 1 pedaço (140 g) de fruta.

Nos menus a seguir, os molhos para verduras não contêm gordura, mas você pode substituir os molhos das páginas 172-175 por no máximo duas colheres de chá (30 ml) de molho para salada pronto de baixas calorias (escolha um com menos de 300 calorias por 100 ml). Temperos com ervas, suco de limão e caldo de legumes sem gordura podem ser usados à vontade em verduras e em outros alimentos sem gordura. Finalmente, aproveite o prazer gerado pela perda de peso. Isso servirá de motivação durante a breve duração dessa fase da dieta. Não use gordura ou óleo para cozinhar vegetais, peixes ou carne.

Durante a fase Bistrô, as receitas para o almoço e o jantar podem ser alternadas ou separadas, permitindo mais refeições ao longo do dia, porém menores, como um lanche no meio da manhã ou da tarde.

Os resultados obtidos com uma dieta restrita de longa duração não são melhores que os obtidos alternando a mesma dieta com outra menos restrita. Portanto, você pode alternar menus da fase Bistrô com menus da fase Gourmet.

Procurei variar o tipo de queijos e de verduras para ressaltar a importância de ter uma gama de escolhas alimentares. Elas proporcionam o frescor e a variedade que impedem que a dieta se torne insossa demais, além de fazer com que seu paladar se acostume mais facilmente. Quanto ao queijo, é mais econômico consumir o mesmo queijo vários dias seguidos até ele acabar. Por isso, escolha um de que você goste!

A fase Bistrô consiste de três estilos de menu que podem ser alternados durante a semana.

- **Menus Clássicos** (ver páginas 116-135) fornecem uma boa variedade de receitas para manter a motivação.

- **Menus Rápidos** (ver páginas 136-145) previnem o tédio, com variações rápidas e fáceis. Como numa corrida, variar o ritmo ajuda! Os primeiros menus contêm receitas mais doces, com mais carboidratos provenientes de frutas. Eles também contêm cafés da manhã mais substanciais e jantares mais frugais. Essas receitas foram criadas para agradar pessoas que gostam de doces e têm dificuldade com a falta de açúcar em outras dietas. Elas também são ideais para pessoas que não dispõem de muito tempo livre, já que as refeições podem ser preparadas em pouco tempo.

- **Menus *Carb-lover**** (ver páginas 146-165) permitem a ingestão de carboidratos no jantar, o que pode aliviar ataques de fome à noite e ajudar você a dormir. Esses menus, no entanto, devem ser alternados com menus normais da fase Bistrô e não devem ser utilizados por mais de dez dias seguidos.

---

* O termo em inglês (numa tradução literal: "apaixonado por carboidratos") designa a dieta em que não existe restrição de carboidratos, desde que consumidos de maneira controlada. [N. T.]

 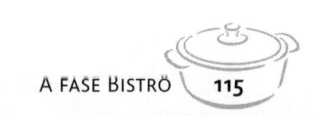

CAFÉ DA MANHÃ

Iogurte

¾ de copo (175 g) de iogurte
desnatado natural (com
adoçante, se desejado)

ALMOÇO

Filé de bacalhau com juliana de legumes

1 cenoura média descascada e
cortada em tiras finas

1 abobrinha média cortada em
tiras finas

1 aipo cortado em tiras finas

½ cebola fatiada fina

85 g de filé de bacalhau (fresco ou
congelado)

Sal e pimenta-do-reino

Algumas folhas de salsinha
picadas

Suco de ½ limão

¼ de copo (55 g) de queijo
cottage light

Tempo de preparo: 5 min / Tempo de cozimento: 30 min / Pronto em: 35 min

Preaqueça o forno a 190 °C. Coloque metade da cenoura, da abobrinha, do aipo e da cebola numa folha de papel-manteiga, seguidos pelo peixe, e cubra com o restante das verduras. Tempere com sal e pimenta, salsinha e suco de limão. Feche o papel e asse por aproximadamente 30 minutos. Retire do papel e sirva com queijo *cottage*.

Aspargos com molho de iogurte

6 aspargos

1 colher de sopa de vinagre
balsâmico

⅓ de copo (85 g) de iogurte
desnatado natural

Tempo de preparo: 5 min / Tempo de cozimento: 10 min / Pronto em 15 min

Cozinhe os aspargos em água fervente ou no vapor até ficarem macios. Misture o vinagre com o iogurte, regue os aspargos com o molho e sirva.

Fruta

½ *grapefruit*

Salada de palmito

1 copo (280 g) de palmito em
conserva escorrido

2 colheres de sopa de vinagrete de
ervas (ver a seguir)

Tempo de preparo: 2 min / Pronto em: 2 min

Regue o palmito com o vinagrete e sirva.

Vinagrete de ervas

1 ramo de ervas frescas de
sua escolha (salsinha, endro,
cerefólio, cebolinha-francesa,
manjericão, estragão...) picado

¾ de copo (140g) de iogurte
desnatado natural

1 chalota picada

Sal e pimenta-do-reino

Tempo de preparo: 5 min / Pronto em: 5 min

Misture os ingredientes. Guarde na
geladeira o vinagrete não usado.

Peru com couve

1 dente de alho amassado

85 g de peito de peru (cru)

1 maço pequeno de couve

*Tempo de preparo: 5 min / Tempo de cozimento: 15 min /
Pronto em: 20 min*

Grelhe ou frite a seco o alho com o peito de
peru até a carne ficar bem passada. Cozinhe
a couve no vapor por 10 minutos. Sirva.

Queijo

30 g de queijo suíço

Fruta

1 copo (225 g) de frutas cozidas
(sem açúcar)

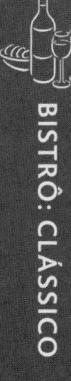

BISTRÔ: CLÁSSICO

CAFÉ DA MANHÃ

Iogurte

¾ de copo (175 g) de iogurte desnatado natural (com adoçante, se desejado)

ALMOÇO

Salada aida

¼ de copo (40 g) de ervilhas

1 tomate médio cortado em cubos

¼ de copo (85 g) de pimentão vermelho cortado em cubos

¼ de copo (35 g) de coração de alcachofra cortado em pedaços

1 colher de chá de água

1 colher de chá de vinagre

Suco de 1 limão

1 colher de chá de mostarda Dijon

Sal e pimenta-do-reino

Tempo de preparo: 10 min / Pronto em: 10 min

Combine as verduras numa tigela. Faça o vinagrete misturando a água, o vinagre, o suco de limão, a mostarda, o sal e a pimenta. Regue as verduras com o vinagrete e sirva.

Carne assada e pastinaca com queijo *cottage*

85 g de carne magra

1 colher de chá de mostarda Dijon

1 copo (175 g) de pastinaca em pedaços

Alguns ramos de salsinha picados

½ copo (115 g) de queijo *cottage light*

Tempo de preparo: 5 min / Tempo de cozimento: 10 min / Pronto em: 15 min

Preaqueça o forno a 180 °C. Asse a carne por mais ou menos 10 minutos ou até atingir o ponto desejado e sirva com mostarda. Cozinhe as pastinacas no vapor até ficarem macias e salpique com salsinha. Sirva com queijo *cottage*.

Fruta

1 maçã

Salada de rabanete com presunto e brócolis

¾ de copo (175 g) de buquês de brócolis

1 maço pequeno de rabanetes (aproximadamente 13)

2 colheres de sopa de vinagrete de ervas (ver página 117)

2 fatias (55 g) de presunto magro

Tempo de preparo: 10 min / Tempo de cozimento: 10 min / Pronto em: 20 min

Cozinhe os brócolis no vapor até ficarem macios. Fatie os rabanetes e regue com o vinagrete de ervas; sirva com o presunto e os brócolis.

Queijo

30 g de queijo (americano, *cheddar*, parmesão)

Fruta

1 laranja

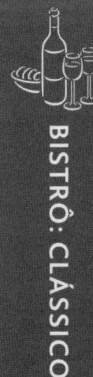

BISTRÔ: CLÁSSICO

CAFÉ DA MANHÃ

Iogurte

¾ de copo (175 g) de iogurte
desnatado natural (com
adoçante, se desejado)

ALMOÇO

Salada de cenoura e aipo

2 cenouras médias

1 aipo

2 colheres de sopa de vinagrete de
ervas (ver página 117)

Tempo de preparo: 10 min / Pronto em: 10 min

Rale a cenoura e o aipo e adicione o
vinagrete. Sirva.

Vitela à parmegiana

85 g de filé de vitela

¼ de copo (30 g) de muçarela
ralada

1 copo (85 g) de vagem

1 dente de alho, amassado

½ copo (115 g) de polpa de tomate

*Tempo de preparo: 10 min / Tempo de cozimento: 15 min /
Pronto em: 25 min*

Grelhe ou frite a seco a vitela por 5 minutos
ou até ficar bem passada. Cubra com a
muçarela e cozinhe até o queijo derreter.
Numa panela, esquente a vagem, o alho e a
polpa de tomate por 10 minutos. Sirva.

Fruta

1 copo (225 g) de frutas em calda
escorridas

Salpicão de beterraba e maçã

1 colher de sopa de suco de limão

1 colher de sopa de vinagre de maçã

Sal e pimenta-do-reino

1 copo (225 g) de beterraba ralada

1 maçã ralada

1 colher de sopa de salsinha picada

Tempo de preparo: 5 min / Tempo de cozimento: 10 min / Pronto em: 15 min

Numa tigela, misture o suco de limão, o vinagre, o sal e a pimenta. Adicione a beterraba e a maçã. Misture bem. Salpique com salsinha picada e sirva.

Omelete de rúcula

2 ovos médios

½ copo (20 g) de rúcula

¼ de copo (55 g) de ricota *light*

Tempo de preparo: 2 min / Tempo de cozimento: 8 min / Pronto em: 10 min

Bata os ovos, adicione a rúcula e a ricota e cozinhe numa frigideira antiaderente por 8 minutos. Sirva.

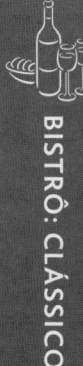

BISTRÔ: CLÁSSICO

CAFÉ DA MANHÃ

Iogurte

¾ de copo (175 g) de iogurte desnatado natural (com adoçante, se desejado)

ALMOÇO

Pepino com cebolinha--francesa e suco de limão

½ pepino, descascado

1 colher de sopa de cebolinha--francesa picada

½ colher de sopa de suco de limão

Tempo de preparo: 5 min / Pronto em: 5 min

Fatie o pepino e tempere com a cebolinha--francesa e o suco de limão. Sirva.

Vieiras com alcaparras

2 copos (500 mℓ) de água

1 cenoura descascada e cortada

1 cebola picada

1 *bouquet garni*

Sal e pimenta-do-reino

85 g de vieiras

2 dentes de alho

4 chalotas picadas

Maço pequeno de salsinha picado

3 colheres de sopa de vinagre de maçã

2 colheres de sopa de alcaparras

Tempo de preparo: 5 min / Tempo de cozimento: 12 min / Pronto em: 17 min

Coloque a água, a cenoura, a cebola, o *bouquet garni*, o sal e a pimenta numa panela grande; leve à fervura em fogo alto. Lave as vieiras e cozinhe por 5 minutos no caldo. Retire as vieiras e reserve, mantendo-as aquecidas. Numa frigideira antiaderente, frite a seco o alho, as chalotas e a salsinha, com a cenoura e a cebola do caldo, por 5 minutos. Adicione o caldo com o vinagre e as alcaparras e cozinhe por 2 minutos. Regue as vieiras com o molho e sirva.

Abobrinha assada com manjericão

2 abobrinhas cortadas em rodelas

1 punhado de manjericão picado

Sal e pimenta-do-reino

Tempo de preparo: 5 min / Tempo de cozimento: 20 min / Pronto em: 25 min

Preaqueça o forno a 200 °C. Coloque a abobrinha numa travessa antiaderente e asse por 20 minutos. Tempere com manjericão fresco, sal e pimenta. Sirva.

Iogurte

¾ de copo (175 g) de iogurte
  desnatado natural (com
  adoçante, se desejado)

Fruta

1 copo (200 g) de abacaxi em
  pedaços

Carne com salada de couve-flor

85 g de carne

1 colher de chá de *ketchup*

1 copo (225 g) de buquês de
  couve-flor

1 aipo

2 colheres de sopa de vinagrete de
  ervas (ver página 117)

*Tempo de preparo: 10 min / Tempo de cozimento: 15 min /
Pronto em: 25 min*

Passe o *ketchup* na carne e grelhe ou frite a
seco por 5 minutos ou até o ponto desejado.
Cozinhe a couve-flor e o aipo no vapor por
10 minutos ou até ficarem macios; regue
com o vinagrete de ervas. Sirva.

Queijo

30 g de *emmenthal* ou suíço

Maçã assada

1 maçã sem o miolo

*Tempo de preparo: 3 min / Tempo de cozimento: 30 min /
Pronto em: 33 min*

Preaqueça o forno a 180 °C. Coloque uma
colher de sopa de água numa travessa e asse
a maçã por 30 minutos ou até ficar macia.
Sirva.

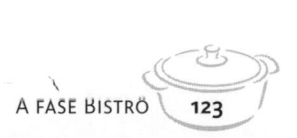

CAFÉ DA MANHÃ

Iogurte

¾ de copo (175 g) de iogurte
desnatado natural (com
adoçante, se desejado)

ALMOÇO

Salada de repolho

1 copo (55 g) de repolho roxo
ralado

2 colheres de sopa de vinagrete de
ervas (ver página 117)

Tempo de preparo: 2 min / Pronto em: 2 min

Misture o repolho com o vinagrete e sirva.

Carne de porco com maçã e cenoura

85 g de carne de porco magra

5 cenouras *baby*

Pitada de cominho em pó

¼ de copo (55 g) de purê de maçã
sem açúcar

Tempo de preparo: 5 min / Tempo de cozimento: 15 min / Pronto em: 20 min

Grelhe ou frite a seco a carne de porco por 8 minutos ou até ficar bem passada. Adicione o purê de maçã e esquente. Enquanto isso, cozinhe as cenouras no vapor até ficarem levemente macias e tempere com o cominho em pó. Sirva.

Laranja congelada

1 laranja

⅓ de copo (85 g) de iogurte
desnatado natural

¼ de copo (55 g) de queijo
cottage light

2 colheres de chá de adoçante
granulado

Tempo de preparo: 10 min / Tempo de congelamento: 1 h 30 min / Pronto em: 1 h 40 min

Corte 2 cm do topo da laranja como se fosse uma tampa. Retire a polpa com uma faca e uma colher. Coloque a "tigela" e a tampa no congelador. Remova e descarte as sementes e a parte branca da laranja. Misture a polpa com o iogurte, o queijo *cottage* e o adoçante. Congele por 30 minutos; coloque a mistura dentro da "tigela". Ponha de novo no congelador por uma hora. Coloque a tampa na laranja congelada e sirva imediatamente.

Salada de alcachofra

1 copo (125 g) de corações de alcachofra

1 colher de sopa de vinagre balsâmico

Tempo de preparo: 2 min / Pronto em: 2 min

Misture a alcachofra com o vinagre balsâmico e sirva.

Carne assada e tomates à provençal

85 g de carne

2 tomates médios

1 colher de sopa de *herbes de Provence*

Tempo de preparo: 10 min / Tempo de cozimento: 40 min / Pronto em: 50 min

Preaqueça o forno a 200 °C. Asse a carne por 10 minutos. Corte os tomates ao meio e coloque numa travessa com o lado cortado para cima. Asse no forno por 30 minutos ou até ficarem macios. Sirva com a carne.

Queijo

¼ copo (55 g) de ricota *light*

Fruta

1 copo (225 g) de frutas em calda escorridas

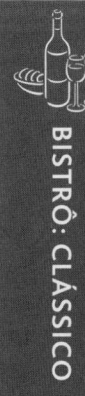

BISTRÔ: CLÁSSICO

CAFÉ DA MANHÃ

Iogurte

¾ de copo (175 g) de iogurte
desnatado natural (com
adoçante, se desejado)

ALMOÇO

Aspargos com limão

6 aspargos
Suco de limão a gosto

Tempo de preparo: 5 min / Tempo de cozimento: 10 min / Pronto em: 15 min

Cozinhe os aspargos em água ou no vapor por 10 minutos ou até ficarem macios. Sirva com suco de limão.

Peixe assado à moda portuguesa com vagens

2 cebolas picadas
½ copo (40 g) de cogumelos
fatiados
2 tomates grandes fatiados
85 g de filé de bacalhau
Sal e pimenta-do-reino
2 colheres de sopa (30 g) de caldo
de legumes sem gordura
1 copo (85 g) de vagem

Tempo de preparo: 10 min / Tempo de cozimento: 30 min / Pronto em: 40 min

Preaqueça o forno a 180 °C. Coloque a cebola, os cogumelos e metade dos tomates numa travessa antiaderente. Coloque os filés sobre as verduras. Tempere com sal e pimenta e cubra com os tomates restantes. Regue com o caldo de legumes. Asse por 30 minutos. Enquanto isso, cozinhe a vagem no vapor por 10 minutos. Sirva.

Iogurte

¾ de copo (175 g) de iogurte
desnatado natural (com
adoçante, se desejado)

Fruta

1 maçã

Palitos de cenoura e aipo com vinagrete de ervas

1 cenoura

1 aipo

2 colheres de sopa de vinagrete de ervas

(ver página 117)

Tempo de preparo: 5 min / Pronto em: 5 min

Corte a cenoura e o aipo em palitos, regue com o vinagrete de ervas e sirva.

Espetinho de cordeiro com couve-flor e queijo feta

85 g de cordeiro

½ colher de chá de orégano

1 copo (225 g) de buquês de couve-flor

1 colher de chá de mostarda Dijon

¼ de copo (55 g) de queijo feta *light* em cubos

Tempo de preparo: 10 min / Tempo de cozimento: 20 min / Pronto em: 30 min

Corte o cordeiro em pedaços e coloque-os nos espetinhos. Tempere com orégano e grelhe por 10 minutos. Cozinhe a couve--flor no vapor por 10 minutos. Sirva com a mostarda e o queijo feta.

Fruta

1 copo (200 g) de abacaxi em pedaços

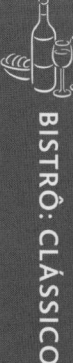

BISTRÔ: CLÁSSICO

Café da manhã

Iogurte

¾ de copo (175 g) de iogurte desnatado natural (com adoçante, se desejado)

Almoço

Salada de alcachofra

1 copo (125 g) de corações de alcachofra

2 colheres de sopa de vinagrete de ervas (ver página 117)

Tempo de preparo: 2 min / Pronto em: 2 min

Misture a alcachofra com o vinagrete de ervas e sirva.

Fraldinha grelhada e verduras

85 g de fraldinha sem gordura

1 copo (225 g) de berinjela

2 tomates médios

Algumas folhas de manjericão

Tempo de preparo: 5 min / Tempo de cozimento: 25 min / Pronto em: 30 min

Grelhe ou frite a seco o bife por 5 minutos. Corte a berinjela e os tomates em pedaços e cozinhe por aproximadamente 20 minutos com o manjericão. Sirva.

Iogurte

¾ de copo (175 g) de iogurte desnatado natural (com adoçante, se desejado)

Merengue de maçã

1 maçã descascada e em pedaços

Extrato de baunilha, canela em pó ou suco de limão, a gosto

½ clara de ovo

½ colher de chá de adoçante granulado

Tempo de preparo: 5 min / Tempo de cozimento: 25 min / Pronto em: 30 min

Preaqueça o forno a 200 °C. Aqueça as maçãs com o extrato de baunilha, a canela ou o suco de limão com ¼ de copo (60 mℓ) de água numa panela em fogo alto por 10 minutos. Enquanto isso, bata a clara em neve e adicione o adoçante aos poucos, incorporando suavemente para que o merengue não perca volume. Coloque o purê de maçã num ramequim, cubra com o merengue e asse no forno por 15 minutos até ficar bem dourado.

Pepino fatiado

½ copo (100 g/1 pequeno) de pepino fatiado

2 colheres de sopa de vinagrete de ervas (ver página 117)

Tempo de preparo: 2 min / Pronto em: 2 min

Misture o pepino com o vinagrete e sirva.

Carne de porco grelhada com espinafre

85 g de bisteca de porco

2 punhados grandes de espinafre

½ cebola fatiada

Tempo de preparo: 5 min / Tempo de cozimento: 10 min / Pronto em: 15 min

Grelhe ou frite a seco a bisteca por 5 minutos até ficar bem passada. Lave e seque o espinafre. Cozinhe-o, com a cebola, numa panela com tampa, por 5 minutos, até murchar. Sirva.

Queijo

½ copo (115 g) de queijo *cottage light*

Fruta

1 cacho pequeno de uvas (aproximadamente 17 uvas)

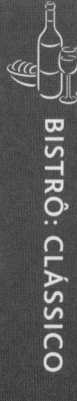

BISTRÔ: CLÁSSICO

Café da manhã

Iogurte

¾ de copo (175 g) de iogurte
desnatado natural (com
adoçante, se desejado)

Almoço

Salada verde

1 punhado (15 g) de alface-romana

2 colheres de sopa de vinagrete de
ervas (ver página 117)

Tempo de preparo: 2 min / Pronto em: 2 min

Regue a alface com o vinagrete de ervas e sirva.

Peito de frango e alho--poró em *papillote*

3 alhos-porós lavados e fatiados

Sal e pimenta-do-reino

85 g de peito de frango

1 fatia de tomate

Suco e casca ralada de 1 limão

Algumas folhas de estragão
picadas

1 colher de chá de caldo de galinha
sem gordura diluído em ½ copo
(120 mℓ) de água

Tempo de preparo: 5 min / Tempo de cozimento: 30 min / Pronto em: 35 min

Preaqueça o forno a 200 °C. Cozinhe o alho-poró no vapor por 10 minutos até ficar macio e tempere. Frite o frango a seco numa frigideira antiaderente por 2 minutos de cada lado para dourar. Coloque o alho-poró num folha de papel-manteiga e ponha o frango sobre ele, seguido pelo tomate e pelo suco de limão. Tempere. Adicione o estragão e a casca de limão ao caldo de galinha e regue o frango com essa mistura. Feche o papel-manteiga e asse por 15 minutos ou até o frango ficar pronto. Sirva.

Iogurte

¾ de copo (175 g) de iogurte
desnatado natural (com
adoçante, se desejado)

Fruta

1 *kiwi*

Salada de pepino e tomate

¼ de copo (85 g) de tomate em pedaços

⅓ de copo de pepino em pedaços

2 colheres de sopa de suco de limão

Pimenta-do-reino

Tempo de preparo: 2 min / Pronto em: 2 min

Misture todos os ingredientes e sirva.

Bife assado e abobrinha

85 g de bife magro

1 copo (115 g/1 pequena) de abobrinha fatiada

1 colher de chá de orégano

Sal e pimenta-do-reino

Tempo de preparo: 5 min / Tempo de cozimento: 10 min / Pronto em: 15 min

Tempere o bife com sal, pimenta e orégano; grelhe ou frite a seco por 10 minutos. Enquanto isso, cozinhe a abobrinha no vapor. Sirva.

Queijo

½ copo (115 g) de queijo *cottage light*

Fruta

1 laranja

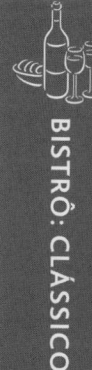

BISTRÔ: CLÁSSICO

CAFÉ DA MANHÃ

Iogurte

¾ de copo (175 g) de iogurte
desnatado natural (com
adoçante, se desejado)

ALMOÇO

Salada verde

3 punhados (85 g) de alface
2 colheres de sopa de vinagrete de
ervas (ver página 117)

Tempo de preparo: 2 min / Pronto em: 2 min

Regue a alface com o vinagrete de ervas e sirva.

Frango grelhado com purê de abóbora

85 g de sobrecoxa de frango
1 dente de alho fatiado
Alguns ramos de alecrim
1 copo (115 g) de abóbora em
pedaços
Sal e pimenta-do-reino

Tempo de preparo: 10 min / Tempo de cozimento: 20 min / Pronto em: 30 min

Tempere o frango com o alho e o alecrim e grelhe ou frite a seco por 10 minutos. Enquanto isso, cozinhe a abóbora no vapor por 20 minutos com sal e pimenta e amasse até virar um purê. Sirva.

Iogurte

¾ de copo (175 g) de iogurte
desnatado natural (com
adoçante, se desejado)

Fruta

1 laranja

Vagem

1 copo (85 g) de vagem sem as pontas

1 colher de sopa de vinagre balsâmico

1 colher de chá de mostarda Dijon

Atum grelhado e berinjela

1 berinjela média

85 g de filé de atum

1 colher de chá de ervas mistas

2 colheres de chá de suco de limão

Queijo

½ copo (115 g) de queijo *cottage light*

Fruta

1 pera

Tempo de preparo: 2 min / Tempo de cozimento: 10 min / Pronto em: 12 min

Cozinhe a vagem no vapor por 10 minutos ou até ficar macia. Faça um vinagrete com o vinagre balsâmico e a mostarda e misture com a vagem. Sirva.

Tempo de preparo: 5 min / Tempo de cozimento: 30 min / Pronto em: 35 min

Preaqueça o forno a 200 °C. Faça alguns furos na berinjela com um garfo e asse por 30 minutos até ficar macia. Enquanto isso, tempere o atum com as ervas e o suco de limão e grelhe ou frite a seco por 5 minutos. Sirva com a vagem da receita acima.

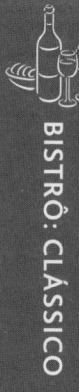

BISTRÔ: CLÁSSICO

Café da manhã

Iogurte

¾ de copo (175 g) de iogurte
desnatado natural (com
adoçante, se desejado)

Almoço

Vitela com abobrinha e molho de tomate

85 g de vitela

Para o molho de tomate:

1 cebola picada fina

1 dente de alho amassado

1 colher de sopa de azeite de oliva

4 tomates grandes
(aproximadamente 700 g) sem
pele e sem sementes

Sal e pimenta-do-reino

1 copo (55 g) de minimilho

1 colher de chá de manjericão
picado

Tempo de preparo: 10 min / Tempo de cozimento: 30 min / Pronto em: 40 min

Preaqueça o forno a 190 °C. Asse a vitela por 30 minutos ou até ficar macia. Enquanto isso, faça o molho de tomate: refogue a cebola e o alho no azeite até ficarem transparentes; adicione os tomates, o sal e a pimenta; cozinhe por 15 minutos e bata no liquidificador; adicione a abobrinha e o minimilho ao molho; cozinhe por 10 minutos. Sirva a vitela com o molho de tomate e a abobrinha, decorando com o manjericão.

Queijo

½ copo (115 g) de queijo *cottage light*

Fruta

3 tangerinas

Salada de abobrinha ralada

1 copo (115 g) de abobrinha ralada

2 colheres de sopa de vinagrete de ervas (ver página 117)

Tempo de preparo: 2 min / Pronto em: 2 min

Misture todos os ingredientes e sirva.

Contrafilé com beterraba e cebolinha-francesa

85 g de contrafilé

½ copo (115 g) de beterraba em cubos

1 colher de sopa de cebolinha--francesa picada

1 colher de chá de *ketchup*

Tempo de preparo: 5 min / Tempo de cozimento: 20 min / Pronto em: 25 min

Grelhe ou frite a seco o contrafilé por 5 minutos ou até atingir o ponto desejado. Cozinhe a beterraba no vapor por 15 minutos. Decore a beterraba com a cebolinha-francesa e sirva com o filé e o *ketchup*, se desejado.

Queijo

30 g de queijo americano

Fruta

1 fatia (140 g) de manga

BISTRÔ: CLÁSSICO

CAFÉ DA MANHÃ

Ovo com gema mole e queijo *cottage*

1 ovo médio

Gota de vinagre

2 fatias (55 g) de pão integral

½ copo (115 g) queijo *cottage light*

Tempo de preparo: 5 min / Tempo de cozimento: 3 min / Pronto em: 8 min

Ferva a água numa panela. Adicione uma gota de vinagre e 1 ovo. Toste o pão. Quando a água ferver de novo, cozinhe o ovo por 3 minutos, depois escorra com água fria. Sirva o ovo e a torrada com queijo *cottage*.

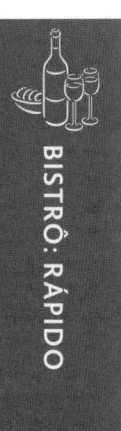

ALMOÇO

Bacalhau assado com purê de brócolis

85 g de filé de bacalhau fresco

2 colheres de chá de suco de limão

½ copo (115 g) de buquês de brócolis

Tempo de preparo: 5 min / Tempo de cozimento: 15 min / Pronto em: 20 min

Preaqueça o forno a 200 °C. Tempere o bacalhau com o suco de limão e asse por 10 minutos ou até ficar ao ponto. Enquanto isso, cozinhe os brócolis na água ou no vapor por 5 minutos ou até ficarem bem macios; amasse. Sirva.

Fruta

1 copo (115 g) de uvas

JANTAR

Iogurte de manga

1 ½ copo (340 g) de iogurte desnatado natural

1 fatia (140 g) de manga em cubos

Tempo de preparo: 3 min / Pronto em: 3 min

Misture os ingredientes numa tigela e sirva.

CAFÉ DA MANHÃ

Pão sueco com ricota

2 pães suecos *light*
(aproximadamente 30 g)
¼ de copo (55 g) de ricota *light*

Tempo de preparo: 3 min / Pronto em: 3 min

Passe a ricota no pão e sirva.

Iogurte

¾ de copo (175 g) de iogurte
desnatado natural (com
adoçante, se desejado)

ALMOÇO

Hambúrguer com milho

85 g de carne magra moída
½ copo (115 g) de milho
1 colher de sopa de salsinha
picada

Tempo de preparo: 5 min / Tempo de cozimento: 10 min / Pronto em: 15 min

Forme um hambúrguer e grelhe ou frite a seco por 10 minutos. Enquanto isso, esquente o milho e decore com salsinha. Sirva.

Fruta

1 maçã

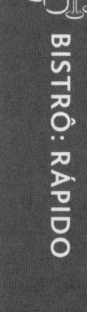

JANTAR

Iogurte com pera e baunilha

¾ de copo (175 g) de iogurte
desnatado natural
1 pera em pedaços
2 gotas de extrato de baunilha

Tempo de preparo: 3 min / Pronto em: 3 min

Misture todos os ingredientes numa tigela e sirva.

Queijo

30 g de queijo (americano,
cheddar, parmesão)

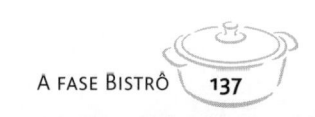

BISTRÔ: RÁPIDO

CAFÉ DA MANHÃ

Torrada com *cheddar*

1 fatia (30 g) de pão integral
tostada

30 g de queijo *cheddar*

Tempo de preparo: 3 min / Pronto em: 3 min

Cubra a torrada com o *cheddar* e sirva.

Iogurte

¾ de copo (175 g) de iogurte
desnatado natural (com
adoçante, se desejado)

ALMOÇO

Torrada com presunto e berinjela

1 berinjela média fatiada

2 fatias (55 g) de presunto magro

1 fatia (30 g) de pão integral
tostado

Tempo de preparo: 5 min / Tempo de cozimento: 10 min / Pronto em: 15 min

Grelhe ou frite a seco a berinjela por 10 minutos ou até ficar macia. Sirva com as fatias de presunto e a torrada.

Fruta

3 tangerinas

JANTAR

Iogurte de maça

1 ½ copo (340 g) de iogurte
desnatado natural

½ copo (115 g) de purê de maçã
com canela sem açúcar

Tempo de preparo: 3 min / Pronto em: 3 min

Misture todos os ingredientes numa tigela e sirva.

Café da manhã

Bagel com salmão e queijo *cottage*

1 *bagel* integral

55 g de salmão defumado

½ copo (115 g) de queijo *cottage* light

Tempo de preparo: 3 min / Pronto em: 3 min

Toste o *bagel*, adicione o salmão e sirva com o queijo *cottage*.

Almoço

Cenouras no vapor temperadas com alho e coentro e ovos cozidos

2 cenouras médias

1 dente de alho amassado

Alguns ramos de coentro

2 ovos médios

Tempo de preparo: 10 min / Tempo de cozimento: 15 min / Pronto em: 25 min

Cozinhe as cenouras no vapor e tempere com o alho e o coentro. Cozinhe os ovos em água fervente por 3 minutos. Sirva.

Fruta

½ *grapefruit*

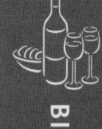

Jantar

Iogurte com lichia

¾ de copo (175 g) de iogurte desnatado natural

⅓ de copo (70 g) de lichias em calda escorridas

Tempo de preparo: 3 min / Pronto em: 3 min

Misture os ingredientes numa tigela e sirva.

Queijo

30 g de queijo (americano, *cheddar*, parmesão)

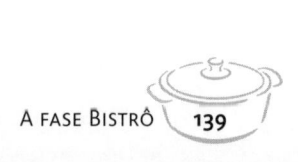

CAFÉ DA MANHÃ

Torrada com manteiga de amendoim

2 colheres de chá (10 g) de manteiga de amendoim

2 fatias (55 g) de pão integral tostado

Tempo de preparo: 3 min / Pronto em: 3 min

Passe a manteiga de amendoim nas torradas e sirva.

Leite

1 copo (240 mℓ) de leite desnatado

ALMOÇO

Salada de pepino, tomate e carne de caranguejo

½ pepino médio em cubos

85 g de carne de caranguejo

2 tomates médios

1 colher de sopa de vinagre balsâmico

Tempo de preparo: 10 min / Pronto em: 10 min

Misture o pepino, a carne de caranguejo e os tomates e tempere com vinagre balsâmico. Sirva.

Fruta

1 *kiwi*

JANTAR

Queijo *cottage* com frutas

1 copo (240 g) de queijo cottage light

1 copo (225 g) de frutas em calda escorridas

Tempo de preparo: 3 min / Pronto em: 3 min

Misture todos os ingredientes numa tigela e sirva.

Café da manhã

Pão sueco com queijo

4 fatias de pão sueco *light*
30 g de queijo suíço

Tempo de preparo: 3 min / Pronto em: 3 min

Coloque o queijo suíço no pão e sirva.

Leite

1 copo (240 mℓ) de leite
   desnatado

Almoço

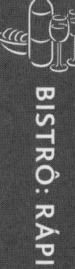

Camarão refogado com abobrinha

2 abobrinhas médias
85 g de camarão
1 dente de alho amassado
Pequeno maço de salsinha picada

Tempo de preparo: 10 min / Tempo de cozimento: 15 min / Pronto em: 25 min

Corte as abobrinhas em cubos e cozinhe no vapor por 10 minutos. Refogue o camarão com o alho e a salsinha por 5 minutos. Sirva.

Fruta

½ grapefruit

Jantar

Iogurte com abacaxi

1 ½ copo (340 g) de iogurte
   desnatado natural
1 copo (200 g) de abacaxi em
   pedaços

Tempo de preparo: 3 min / Pronto em: 3 min

Misture numa tigela e sirva.

BISTRÔ: RÁPIDO

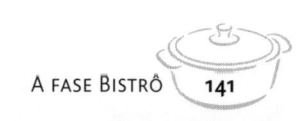

CAFÉ DA MANHÃ

Omelete de ricota

1 ovo médio

¼ de copo (55 g) de ricota *light*

Tempo de preparo: 2 min / Tempo de cozimento: 5 min / Pronto em: 7 min

Bata o ovo com a ricota. Cozinhe numa frigideira antiaderente por 5 minutos e sirva.

Iogurte

¾ de copo (175 g) de iogurte desnatado natural (com adoçante, se desejado)

ALMOÇO

Hadoque ao *curry* com legumes

½ copo (100 g) de batatas em cubos

½ copo (115 g) de alho-poró picado

85 g de filé de hadoque

Tempo de preparo: 10 min / Tempo de cozimento: 20 min / Pronto em: 30 min

Preaqueça o forno a 200 °C. Cozinhe as batatas em água fervente por 15 minutos. Cozinhe o alho-poró no vapor por 10 minutos. Enquanto isso, tempere o hadoque com o *curry* em pó e asse em *papillote* de papel-manteiga por mais ou menos 10 minutos. Sirva.

Fruta

1 banana pequena

JANTAR

Leite com canela

2 copos (500 mℓ) de leite desnatado

2 colheres de chá de canela em pó ou a gosto

2 gotas de extrato de baunilha

1 colher de chá de adoçante granulado (opcional)

Tempo de preparo: 3 min / Tempo de cozimento: 2 min / Pronto em: 5 min

Esquente o leite em fogo médio por 2 minutos e adicione a canela, o extrato de baunilha e o adoçante, se desejado.

Fruta

1 maçã em pedaços

CAFÉ DA MANHÃ

Queijo *cottage* e torrada

1 fatia (30 g) de pão integral tostado
½ copo (115 g) de queijo *cottage* light

Tempo de preparo: 3 min / Pronto em: 3 min

Sirva juntos.

Iogurte

¾ de copo (115 g) de iogurte desnatado (com adoçante, se desejado)

ALMOÇO

Carne assada com legumes

85 g de carne
1 copo (90 g) de cogumelos fatiados
1 dente de alho amassado
Pequeno ramo de salsinha picada
½ copo (120 g) de feijão cozido escorrido

Tempo de preparo: 10 min / Tempo de cozimento: 15 min / Pronto em: 25 min

Preaqueça o forno a 200 °C. Asse a carne por 15 minutos ou até atingir o ponto desejado. Enquanto isso, esquente os cogumelos com um pouco de água numa frigideira antiaderente, com o alho e a salsinha. Sirva com o feijão.

Fruta

1 laranja

JANTAR

Iogurte com mel

¾ de copo (115 g) de iogurte desnatado natural
2 colheres de chá de mel

Tempo de preparo: 2 min / Pronto em: 2 min

Misture os ingredientes e sirva.

Queijo

30 g de queijo (americano, *cheddar*, parmesão)

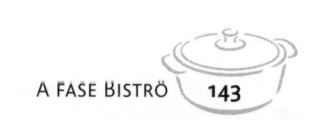

Café da manhã

Pão sueco com presunto e *cheddar*

4 fatias (30 g) de pão sueco *light*
2 fatias finas (40 g) de presunto magro
30 g de queijo *cheddar*

Tempo de preparo: 3 min / Pronto em: 3 min

Sirva a torrada com o queijo e o presunto.

Almoço

Salada de atum

85 g de atum em conserva *light*
1 copo de alface fatiada
2 tomates médios fatiados
½ copo (65 g) de corações de alcachofra
1 colher de sopa de vinagre balsâmico

Tempo de preparo: 10 min / Pronto em: 10 min

Misture os ingredientes e tempere com o vinagre balsâmico.

Fruta

1 copo (200 g) de abacaxi

Jantar

Iogurte com frutas

1 ½ copo (340 g) de iogurte desnatado natural
1 copo (225 g) de frutas em calda escorridas

Tempo de preparo: 3 min / Pronto em: 3 min

Misture os ingredientes e sirva.

CAFÉ DA MANHÃ

Bagel com peru e queijo *cottage*

1 *bagel* integral tostado

2 fatias de peito de peru

½ copo (115 g) de queijo *cottage* light

Tempo de preparo: 3 min / Pronto em: 3 min

Coloque o peito de peru no *bagel*. Sirva com o queijo *cottage*.

Fruta

½ *grapefruit*

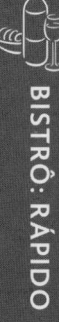

ALMOÇO

Frango grelhado com legumes

85 g de peito de frango

1 colher de sopa de molho de soja

1 copo (115 g) de brotos de feijão

½ copo (30 g) de minimilho

Alguns ramos de coentro picados

Tempo de preparo: 10 min / Tempo de cozimento: 10 min / Pronto em: 20 min

Tempere o frango com o molho de soja e grelhe ou frite a seco por 10 minutos. Enquanto isso, cozinhe no vapor os brotos de feijão e o minimilho por 10 minutos; decore com o coentro. Sirva.

JANTAR

Iogurte com banana

1 banana pequena

½ colher de chá de canela em pó ou a gosto

¾ de copo (175 g) de iogurte desnatado natural

Tempo de preparo: 3 min / Pronto em: 3 min

Amasse a banana e misture com a canela e o iogurte.

Queijo

30 g de queijo (americano, *cheddar*, parmesão)

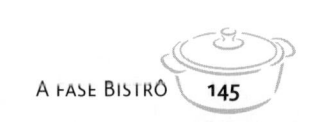

CAFÉ DA MANHÃ

Torrada com manteiga de amendoim

2 colheres de chá (10 g) de manteiga de amendoim

2 fatias (55 g) de pão integral tostado

Tempo de preparo: 3 min / Pronto em: 3 min

Passe a manteiga de amendoim nas torradas e sirva.

Leite

1 copo (240 ml) de leite desnatado

ALMOÇO

Carne assada com abóbora

85 g de carne magra fatiada

1 copo (115 g) de abóbora em cubos

Tempo de preparo: 5 min / Tempo de cozimento: 15 min / Pronto em: 20 min

Preaqueça o forno a 200 °C. Asse a carne por 10 minutos ou até atingir o ponto desejado. Enquanto isso, cozinhe a abóbora em água fervente ou no vapor por 15 minutos e amasse, fazendo um purê. Sirva.

Fruta

1 maçã

Cuscuz com passas

⅓ de copo (55 g) de cuscuz (aproximadamente 1 copo quando cozido)

⅓ de copo (80 mℓ) de caldo de legumes sem gordura

1 colher de sopa de passas

Tempo de preparo: 5 min / Tempo de cozimento: 5 min / Pronto em: 10 min

Cozinhe o cuscuz no caldo de legumes por 5 minutos e adicione as passas. Sirva.

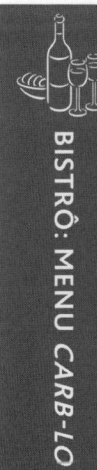

BISTRÔ: MENU CARB-LOVER

CAFÉ DA MANHÃ

Torrada com queijo *cottage*

2 fatias (55 g) de pão integral tostadas

½ copo (115 g) de queijo *cottage* light

Tempo de preparo: 3 min / Pronto em: 3 min

Sirva com o queijo *cottage*.

Iogurte

¾ de copo (175 g) de iogurte desnatado natural (com adoçante, se desejado)

Fruta

1 banana

ALMOÇO

Salada de ovos

2 ovos médios

2 tomates médios

½ pepino médio

1 punhado generoso de alface fatiada

1 colher de sopa de vinagre balsâmico

Tempo de preparo: 5 min / Tempo de cozimento: 5 min / Pronto em: 10 min

Cozinhe os ovos em água fervente por 5 minutos. Corte os tomates e o pepino em cubos, adicione a alface e tempere com o vinagre balsâmico. Escorra os ovos em água fria, descasque-os e corte-os em pedaços. Misture os ingredientes e sirva.

Fruta

1 laranja

Espaguete com molho de tomate

55 g de espaguete ou 1 ½ copo (200 g) de espaguete cozido

⅓ de copo (80 mℓ) de molho de tomate (ver página 175)

Tempo de preparo: 5 min / Tempo de cozimento: 10 min / Pronto em: 15 min

Cozinhe o espaguete em água fervente por 5 minutos ou de acordo com as instruções da embalagem. Esquente o molho de tomate. Misture os ingredientes e sirva.

Fruta

1 *kiwi*

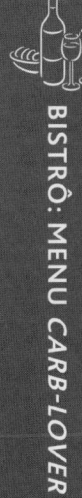

BISTRÔ: MENU CARB-LOVER

CAFÉ DA MANHÃ

Pão sueco

2 fatias de pão sueco *light* (aproximadamente 30 g)

2 colheres de chá de geleia

30 g de queijo americano

Tempo de preparo: 3 min / Pronto em: 3 min

Passe a geleia no pão e cubra com o queijo. Sirva.

Iogurte

¾ de copo (175 g) de iogurte desnatado natural (com adoçante, se desejado)

ALMOÇO

Tilápia com cebolinha e molho de ostras

2 colheres de sopa de molho de ostras chinês

1 colher de chá de molho de soja

1 colher de chá de óleo de gergelim

½ colher de chá de vinagre de arroz

85 g de filé de tilápia (ou outro peixe) cortado em pedaços de 5 cm

1 cebolinha cortada em pedaços de 2,5 cm

Fruta

1 banana pequena

Tempo de preparo: 24 min / Tempo de cozimento: 6 min / Pronto em: 30 min

Numa tigela grande, misture o molho de ostras, o molho de soja, ½ colher de chá de óleo de gergelim e o vinagre de arroz. Adicione o peixe, cubra e deixe marinando por 20 minutos.

Esquente ½ colher de chá de óleo de gergelim numa frigideira antiaderente em fogo médio até que um pedaço de cebolinha em contato com o óleo faça um chiado. Adicione o peixe, dando espaço entre os pedaços. Cozinhe sem mexer por 3 minutos. Adicione a cebolinha e mexa suavemente. Continue a cozinhar, mexendo de vez em quando e com cuidado, até que a parte mais grossa do peixe fique opaca (cerca de 2-3 minutos). Sirva.

Arroz com molho de soja

½ copo (70 g) de arroz integral

1 colher de sopa de molho de soja
a gosto

1 colher de sopa de coentro picado

Tempo de preparo: 3 min / Tempo de cozimento: 20 min / Pronto em: 23 min

Cozinhe o arroz em 1 copo (240 mℓ) de água por 20 minutos, escorra. Tempere com o molho de soja e o coentro. Sirva.

Fruta

1 copo (225 g) de frutas em calda
escorridas

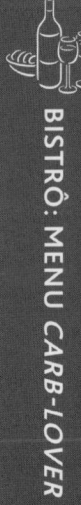

CAFÉ DA MANHÃ

Torrada com peru e ricota

2 fatias (55 g) de pão integral tostado

¼ de copo (55 g) de ricota *light*

2 fatias (55 g) de peito de peru

Tempo de preparo: 3 min / Pronto em: 3 min

Cubra a torrada com a ricota e o peito de peru e sirva.

Fruta

1 pera

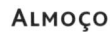

ALMOÇO

Frango grelhado com vagem

85 g de peito de frango

1 copo (85 g) de vagem

1 colher de sopa de salsinha picada

½ copo (115 g) de purê de maçã sem açúcar

Tempo de preparo: 10 min / Tempo de cozimento: 15 min / Pronto em: 25 min

Grelhe ou frite a seco o peito de frango por 5 minutos. Cozinhe a vagem no vapor por 10 minutos e decore com a salsinha. Sirva com o purê de maçã.

Polenta com páprica

¼ de copo (30 g) de polenta ou
  fubá

1 colher de chá de páprica

Fruta

1 copo (140 g) de melancia em
  pedaços

Tempo de preparo: 10 min / Tempo de cozimento: 15 min / Pronto em: 25 min

Prepare a polenta de acordo com as instruções da embalagem, mas sem gordura, e tempere com a páprica. Sirva.

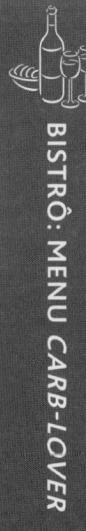

BISTRÔ: MENU CARB-LOVER

CAFÉ DA MANHÃ

Bagel com ovos

1 ovo médio
½ *bagel* integral tostado
½ copo (115 g) de queijo *cottage* light

Tempo de preparo: 3 min / Tempo de cozimento: 5 min / Pronto em: 8 min

Cozinhe o ovo, como desejado. Sirva com o *bagel* e o queijo *cottage*.

Fruta

½ *grapefruit*

ALMOÇO

Camarão grelhado com abobrinha

85 g de camarão
1 colher de chá de gengibre ralado
Alguns ramos de manjericão
1 abobrinha média

Tempo de preparo: 10 min / Tempo de cozimento: 15 min / Pronto em: 25 min

Grelhe ou frite a seco o camarão com o gengibre e o manjericão por 5 minutos Grelhe ou frite a abobrinha por 10 minutos. Sirva.

Fruta

1 copo (115 g) de uvas

Salada apimentada de feijão e milho

1 copo (240 g) de feijão, cozido ou enlatado, escorrido e lavado

½ copo (115 g) de milho cozido

1 colher de sopa de molho de pimenta ou a gosto

Fruta

1 fatia (140g) de manga

Tempo de preparo: 5 min / Tempo de cozimento: 10 min / Pronto em: 15 min

Numa panela, esquente o feijão, o milho e a pimenta por 10 minutos em fogo médio. Sirva.

BISTRÔ: MENU CARB-LOVER

CAFÉ DA MANHÃ

Cereal

30 g de cereal integral sem açúcar (1 copo de cereal leve, como flocos de milho, ou ½ copo de cereal pesado, como farelo de trigo)

1 copo (240 mℓ) de leite desnatado

2 colheres de chá de mel

Tempo de preparo: 2 min / Pronto em: 2 min

Misture os ingredientes numa tigela e sirva.

Oleaginosas

6 amêndoas (aproximadamente 15 g)

ALMOÇO

Hambúrguer de peru com vegetais

½ copo (40 g) de vagem

½ copo (40 g) de ervilha

85 g de carne magra de peru moída

1 dente de alho amassado

Tempo de preparo: 10 min / Tempo de cozimento: 15 min / Pronto em: 25 min

Cozinhe os vegetais no vapor por 10 minutos. Forme um hambúrguer com a carne moída e grelhe ou frite a seco com o alho por 5 minutos. Sirva.

Fruta

1 copo (115 g) de mirtilos

Quinoa

¼ de copo (40 g) de quinoa

Fruta

1 copo (225 g) de frutas em calda
escorridas

*Tempo de preparo: 5 min / Tempo de cozimento: 20 min /
Pronto em: 25 min*

Lave e deixe a quinoa de molho por
5 minutos. Escorra e cozinhe de acordo com
as instruções da embalagem. Sirva.

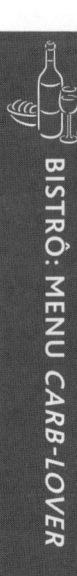

BISTRÔ: MENU CARB-LOVER

CAFÉ DA MANHÃ

Panqueca

1 panqueca congelada
2 colheres de chá de mel
½ copo (115 g) de queijo *cottage* light

Tempo de preparo: 3 min / Pronto em: 3 min

Esquente a panqueca, adicione o mel e sirva com o queijo *cottage*.

Leite

1 copo (240 mℓ) de leite desnatado

ALMOÇO

Sardinhas

85 g de sardinhas em conserva escorridas

Sopa de verduras

1 copo (240 mℓ) de sopa de verduras sem gordura (menos de 100 calorias por porção)

Tempo de preparo: 5 min / Pronto em: 5 min

Esquente a sopa no micro-ondas ou numa panela. Sirva.

Fruta

3 tangerinas

Macarrão

¼ de copo (20 g) de macarrão parafuso

1 colher de sopa de molho de tomate (ver página 175)

Tempo de preparo: 1 min / Tempo de cozimento: 8 min / Pronto em: 9 min

Cozinhe o macarrão em água fervente por 8 minutos até ficar pronto. Esquente o molho de tomate. Misture e sirva.

Maçã assada

1 maçã, sem miolo

Canela

Tempo de preparo: 3 min / Tempo de cozimento: 30 min / Pronto em: 33 min

Preaqueça o forno a 180 °C. Coloque uma colher de sopa de água numa travessa e asse a maçã por 30 minutos ou até ficar macia. Tempere com canela e sirva.

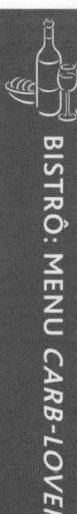

BISTRÔ: MENU CARB-LOVER

CAFÉ DA MANHÃ

Lombo canadense e ovos

2 fatias de lombo canadense

1 ovo médio

2 fatias (55 g) de pão integral tostado

Tempo de preparo: 3 min / Tempo de cozimento: 12 min / Pronto em: 15 min

Frite o lombo a seco, seque com toalhas de papel para escorrer a gordura. Bata o ovo e prepare-o numa frigideira. Sirva.

Suco

1 copo (240 mℓ) de suco de laranja

ALMOÇO

Salada de presunto

2 fatias (70 g) de presunto magro em cubos

¼ de copo (40 g) de picles em cubos

1 aipo em pedaços

½ copo (115 g) de cenoura em cubos

½ copo (30 g) de minimilho

Tempo de preparo: 10 min / Pronto em: 10 min

Combine todos os ingredientes e sirva.

Fruta

1 copo (115 g) de uvas

Lentilhas ao *curry*

¾ (140g) de lentilhas vermelhas (para 1 ½ copo de lentilhas cozidas)

1 colher de chá de *curry* em pó

Fruta

1 copo (225 g) de frutas em calda escorridas

Tempo de preparo: 5 min / Tempo de cozimento: 20 min / Pronto em: 30 min

Lave as lentilhas e deixe de molho por 5 minutos. Cozinhe em fogo alto por 20 minutos, ou até ficarem macias. Tempere com o *curry* em pó e sirva.

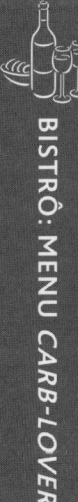

BISTRÔ: MENU CARB-LOVER

CAFÉ DA MANHÃ

Cereal

30 g de cereal integral sem açúcar (1 copo de cereal leve, como flocos de milho, ou ½ copo de cereal pesado, como farelo de trigo)

1 copo (240 mℓ) de leite desnatado

Tempo de preparo: 2 min / Pronto em: 2 min

Misture os ingredientes numa tigela e sirva.

Queijo

½ copo (115 g) de queijo *cottage light*

Fruta

1 maçã em pedaços

ALMOÇO

Bife de alcatra com broto de bambu e brócolis

85 g de alcatra

2 colheres de chá de molho de soja

1 copo de broto de bambu fatiado

1 copo (225 g) de buquês de brócolis

Tempo de preparo: 10 min / Tempo de cozimento: 15 min / Pronto em: 25 min

Tempere a carne com o molho de soja e grelhe ou frite a seco por 5 minutos; corte em fatias. Cozinhe o bambu e os brócolis no vapor por 10 minutos. Sirva.

Fruta

1 copo (115 g) de framboesa

Salada de milho

1 copo (170 g) de grão-de-bico
  cozido

½ copo (115 g) de milho cozido

Algumas folhas de manjericão
  picadas

Alguns ramos de coentro picados

1 colher de sopa de suco de limão

Fruta

1 *kiwi*

Tempo de preparo: 5 min / Pronto em: 5 min

Misture os ingredientes numa tigela e sirva.

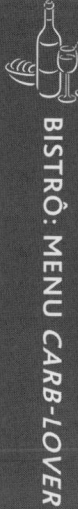

BISTRÔ: MENU CARB-LOVER

Café da manhã

Waffle

1 *waffle* congelado

2 colheres de chá de mel

½ copo (115 g) de queijo *cottage* light

Tempo de preparo: 3 min / Pronto em: 3 min

Esquente o *waffle*, sirva com o mel e o queijo *cottage*.

Leite

1 copo (240 mℓ) de leite desnatado

Almoço

Vieiras *sauté* e cogumelos

85 g de vieiras

1 dente de alho amassado

Alguns ramos de salsinha picados

1 copo (90 g) de cogumelos fatiados

Tempo de preparo: 10 min / Tempo de cozimento: 10 min / Pronto em: 20 min

Refogue as vieiras numa frigideira antiaderente com o alho, a salsinha e os cogumelos por 10 minutos. Sirva.

Fruta

1 laranja

Macarrão japonês

100 g de macarrão japonês
(macarrão *lamen*, por exemplo),
para ½ copo de macarrão cozido

2 colheres de chá de molho de
soja

2 colheres de chá de molho de
pimenta

Tempo de preparo: 1 min / Tempo de cozimento: 10 min / Pronto em: 11 min

Cozinhe o macarrão em água fervente por 5 minutos ou até o ponto desejado. Tempere com os molhos de soja e de pimenta. Sirva.

Fruta

1 fatia (140 g) de manga

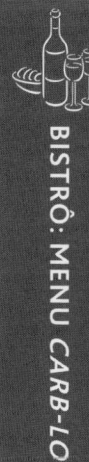

BISTRÔ: MENU CARB-LOVER

CAPÍTULO 8

A FASE GOURMET

RESUMINDO: COMO E QUANDO

A fase Gourmet foi criada para ser prazerosa e inclui menus deliciosos que a tornam fácil de ser seguida a longo prazo. Na média, perde-se entre 3,5 a 5 kg no primeiro mês e, dependendo da pessoa, entre 2,5 a 4 kg a cada mês subsequente.

Caso seu peso se estabilize durante a fase Gourmet, volte à fase Café ou Bistrô por alguns dias para perder mais alguns quilos.

REGRAS BÁSICAS DA FASE GOURMET

Opções do menu Gourmet

Além das regras básicas da fase Gourmet, incluímos quatro tipos de menus especiais para ajudar os que necessitam de inspiração ou estão tendo dificuldades para fazer com que a dieta se torne algo prazeroso – os menus vão ajudá-lo a perseverar até atingir o peso ideal e permitir que você aprecie comidas como batatas, massas e pão, que muitas outras dietas tratam como tabu.

- **Menus Clássicos** (ver páginas 176-203) fornecem uma boa variedade de receitas que podem ser preparadas na ordem apresentada ou alternadas com os menus seguintes.

- **Menus com Batata** (ver páginas 204-217): A maioria das dietas elimina alguns alimentos, execrados por constituírem supostas fontes de gordura e de ganho de peso. No topo dessa lista de alimentos proibidos – inimigo número um, de acordo com algumas pessoas – está a batata. No entanto, as batatas possuem muitos benefícios nutricionais: uma porção de 100 gramas de batatas contém 100 calorias, 19 g de carboidratos complexos, 30 mg de magnésio, 380 mg de potássio e 1 mg de ferro. Por ter pouca celulose, a batata é facilmente digerida e ajuda a dar uma sensação de saciedade. Por ser fácil de digerir, a batata previne a elevação da temperatura corporal, o que favorece o sono, tornando-a um alimento ideal para uma refeição noturna. Então por que a péssima reputação da batata? Porque estamos acostumados a consumi-la com manteiga, creme de leite ou frita. Se a batata é incorporada à dieta sem esses acréscimos nocivos, ela deixa de ser um problema. Os menus Gourmet com Batata incluem deliciosas e nutritivas receitas com batatas que podem ser preparadas por uma semana seguida ou alternadas com outras receitas da fase Gourmet.

- **Menus com Massa** (ver páginas 218-231): Massas são outro alimento tipicamente "proibido" em muitas dietas, sem uma boa justificativa. Em termos de energia, uma porção de 100 g de macarrão comum contém 355 calorias, 12,5% de proteínas, 1,2% de gordura, 73,5% de carboidratos e 4% de fibras. É fácil criar uma dieta baseada em massas, desde que as refeições sejam equilibradas. Os menus Gourmet com Massa podem ser usados durante uma semana inteira de consumo de macarrão ou alternados com opções de outros menus Gourmet.

- **Menus com Sanduíche** (ver páginas 232-245): É comum pensar que dieta e pão são incompatíveis. Na média, o pão contém 250 calorias em cada porção de 100 gramas, 8% de proteínas e 50% de carboidratos complexos. O pão é uma fonte importante de vitamina B e também é rico em magnésio – 0,3% no pão normal e 0,9% no pão integral – e cobre. Ele não contém gordura – exceto no caso de alguns pães industrializados – e produz uma sensação de saciedade. Os Menus Gourmet de Sanduíche celebram o humilde sanduíche. Para tornar o menu ainda mais prazeroso, compre pão saindo do forno numa padaria local ou no supermercado. Não existe nada melhor!

- **Menus Vegetarianos** (ver páginas 246-259): Em todas as fases da Dieta Parisiense, é possível substituir ingredientes para elaborar uma opção vegetariana, usando os equivalentes alimentares (ver página 78). Dietas vegetarianas são ricas em fibra e, portanto, ótimas para a digestão. Numa dieta vegetariana, mulheres correm o risco de sofrer de deficiência de ferro, mas esse problema pode ser evitado com o consumo de lentilhas e de pães multigrãos enriquecidos e/ou de cereal matinal, ou ainda ingerindo suplementos minerais.

A culinária francesa é famosa por seus molhos, mas muitos deles contêm creme de leite e manteiga em excesso. Criei vários molhos e marinadas saudáveis que fornecerão uma base saborosa para suas receitas.

- **Receitas de molhos e vinagretes** (ver páginas 172-175) rendem várias porções e podem ser conservados por muitos dias na geladeira. Caso se queira, ao preparar uma receita, pode-se usar os molhos em vez de uma colher de chá de óleo.

A dieta é sua!

Crie seu próprio plano de dieta: os menus diários podem ser preparados na ordem que você desejar. Os dias dedicados a cada um deles podem ser substituídos e alternados com as opções especiais do menu Gourmet. E, para personalizar ainda mais, prepare a receita sugerida no menu para cada refeição ou escolha uma opção do consumo diário permitido (ver páginas 170-171). Desde que todos os itens (ou seus equivalentes) de um menu completo sejam consumidos todo dia, pode-se inverter as refeições, preparando o jantar no café da manhã e vice-versa, se desejado.

Ao adaptar os menus de acordo com suas preferências, no entanto, não se esqueça de que as quantidades permitidas não devem ser alteradas, já que é o equilíbrio entre as porções e os grupos alimentares que torna uma dieta saudável ou excessiva. Excetuando o que está especificado na lista de equivalentes e substituições (ver páginas 78-81), você não deve alterar as seguintes porções:

115 g de carne magra ou peixe

¾ de copo (175 g) de iogurte desnatado natural

⅔ de copo (140 g) de queijo *cottage light*

30 g de queijo

1 pedaço (140 g) de fruta

É importante se manter hidratado ao seguir uma dieta. Por isso, beba muita água e bebidas sem açúcar, como café, chá, chás de ervas, refrigerantes dietéticos e até caldo de legumes, que é excelente para controlar a fome. Para fazer um caldo de legumes, simplesmente cozinhe os vegetais em água por bastante tempo, até seus minerais e vitaminas serem absorvidos pela água, e escorra. Sempre que cozinhar verduras e legumes para uma refeição, guarde a água e conserve-a na geladeira.

CONSUMO DIÁRIO PERMITIDO

Café da manhã

- Café, chá ou chá de ervas à vontade, com adoçante, e 2 colheres de sopa (30 mℓ) de leite desnatado, se desejado.

- 1 fatia (30 g) de pão com 2 colheres de chá (10 g) de manteiga ou margarina (10 g) ou 30 g de cereal matinal integral sem açúcar (1 copo de cereal leve, como flocos de milho, ou ½ copo de cereal pesado, como farelo de aveia, com menos de 380 calorias por porção de 100 g) e 6 nozes (como amêndoas, nozes, castanha-de-caju).

- ¾ de copo (175 g) de iogurte desnatado natural com adoçante, se desejado, ou 1 copo (240 mℓ) de leite desnatado, ou proteína equivalente.

- 1 pedaço (140 g) de fruta.

Lanche matinal

- Café, chá ou chá de ervas à vontade, com adoçante, e 2 colheres de sopa (30 mℓ) de leite desnatado, se desejado.

Almoço

- Verduras cruas ou sala da à vontade, temperadas com suco de limão, vinagre, mostarda, chalota, cebolas, ervas e especiarias, se desejado.

- 115 g de carne magra, peixe ou 2 ovos médios, preparados sem gordura, ou

E lembre-se de que carne, peixe e vegetais devem ser cozidos sem gordura. Para dar mais sabor à massa, acrescente cubos de caldo à água do cozimento. Para molhos de salada, uma colher de chá de óleo é suficiente. Ou, se preferir, use no máximo duas colheres de sopa (30 g) de um molho para salada pronto de baixa caloria (desde que não contenha mais que 300 calorias por porção de 100 g).

Adoçantes podem ser usados à vontade. Líquidos, granulados ou sólidos, eles satisfazem o desejo por doces sem a desvantagem das calorias extras.

---

proteína equivalente (ver página 78).

- Vegetais, cozidos em água ou no vapor sem gordura, à vontade.
- ¾ de copo (175 g) de iogurte desnatado natural com adoçante, se desejado, ou proteína equivalente.
- 1 pedaço (140 g) de fruta.

Tarde

- Café, chá ou chá de ervas à vontade, com adoçante, e 2 colheres de sopa (30 mℓ) de leite desnatado, se desejado..

Jantar

- Verduras cruas ou salada à vontade, temperadas com suco de limão, vinagre, mostarda, chalota, cebolas, ervas e especiarias ou sopa de verduras (máximo de 100 calorias e 3,5 g de gordura por porção).
- 115 g de carne magra, preparada sem gordura, ou proteína equivalente.
- 100 g de carboidratos cozidos (massa, arroz, cuscuz, batata) ou 30 g de carboidratos crus (massa, arroz, cuscuz) com 1 colher de sopa (7 g) de manteiga ou margarina.
- 30 g de queijo (menos de 50% de gordura láctea) ou proteína equivalente.
- Vegetais, cozidos em água ou no vapor sem gordura, à vontade.
- 1 pedaço (140 g) de fruta.

Vinagrete básico

2 colheres de sopa de óleo

1 colher de sopa de mostarda

3 colheres de sopa de água

Sal e pimenta-do-reino

Tempo de preparo: 5 min / Pronto em: 5 min

Misture todos os ingredientes num recipiente com tampa e agite bem.

Vinagrete de ervas

Ingredientes opcionais que podem ser adicionados ao vinagrete básico (ver acima):

Polpa de tomate, suco de cenoura ou suco de outro vegetal

Ervas frescas, de sua preferência

½ copo (85 g) de iogurte desnatado ou ⅓ de copo (70 g) de queijo *cottage light*

Molho de cenoura e limão

2 colheres de sopa de suco de cenoura

½ colher de sopa de mostarda

2 colheres de sopa de estragão picado

3 colheres de sopa de suco de limão

1 colher de sopa de vinagre de framboesa

2 colheres de sopa de azeite

Sal e pimenta-do-reino

Tempo de preparo: 5 min / Pronto em: 5 min

Misture todos os ingredientes num recipiente com tampa e agite bem.

GOURMET: CONDIMENTOS

Vinagrete de tomate e frutas cítricas

½ copo (120 mℓ) de suco de tomate

Suco de 1 *grapefruit*

1 dente de alho amassado

Suco de 1 laranja

1 colher de sopa de cerefólio picado

Suco de 1 limão

1 colher de sopa de cebolinha--francesa picada

1 chalota picada

1 colher de sopa de salsinha picada

1 colher de sopa de estragão picado

Casca de 1 limão ralada

2 colheres de chá de azeite de oliva

Mostarda a gosto

Sal e pimenta-do-reino

Tempo de preparo: 5 min / Pronto em: 5 min

Misture todos os ingredientes num recipiente com tampa e agite bem.

Vinagrete de legumes

½ copo (120 mℓ) de suco de tomate

3 colheres de sopa de suco de *grapefruit* e/ou limão

½ copo (120 mℓ) de suco de cenoura

⅓ de copo (85 mℓ) de suco de aipo

2 colheres de sopa de azeite de oliva

Sal e pimenta-do-reino

Tempo de preparo: 5 min / Pronto em: 5 min

Misture todos os ingredientes num recipiente com tampa e agite bem.

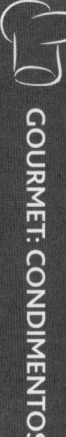

GOURMET: CONDIMENTOS

Molho de iogurte (maionese *diet*)

1 copo (225 g) de iogurte desnatado natural

1 colher de sopa de vinagre de vinho branco

1 gema

1 colher de sopa de mostarda

1 colher de sopa de suco de limão

Sementes de uma fava de baunilha

Sal e pimenta-do-reino

3 claras

Tempo de preparo: 5 min / Pronto em: 5 min

Misture todos os ingredientes, exceto as claras. Bata as claras em neve e incorpore ao molho.

Molho gribiche

Molho de iogurte (ver acima)

1 ovo cozido, com a gema dura

2 picles picados

1 colher de sopa de salsinha picada

1 colher de sopa de estragão picado

1 colher de sopa de cerefólio picado

Tempo de preparo: 5 min / Pronto em: 5 min (adicione 5 minutos para preparar o molho de iogurte)

Misture todos os ingredientes.
Dica: sirva com aspargos, batatas, frango assado, etc.

Molho ravigote

Molho de iogurte (ver acima)

2 colheres de sopa de alcaparras

½ cebola picada

1 colher de sopa de salsinha picada

1 colher de sopa de cerefólio picado

Tempo de preparo: 5 min / Pronto em: 5 min (adicione 5 minutos para preparar o molho de iogurte)

Misture todos os ingredientes.
Dica: sirva com verduras, frutos do mar, carne ou frango.

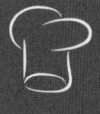

GOURMET: CONDIMENTOS

Marinada para peixe ou frutos do mar

1 colher de sopa de cebolinha-
-francesa picada

1 chalota picada

1 colher de sopa de vinagre de
xerez e/ou vinagre de manjericão

½ colher de sopa de mostarda
e/ou uma pitada de alho

2 colheres de sopa de azeite de
oliva

Sal e pimenta-do-reino

Tempo de preparo: 5 min / Pronto em: 5 min

Misture todos os ingredientes num recipiente com tampa e agite bem.

Molho de tomate

1 cebola picada fina

1 dente de alho amassado

1 colher de sopa de azeite de oliva

4 tomates grandes
(aproximadamente 700 g) sem
pele e sem sementes

Sal e pimenta-do-reino

Tempo de preparo: 10 min / Tempo de cozimento: 20 min / Pronto em: 30 min

Refogue a cebola e o alho no azeite até ficarem transparentes. Adicione os tomates, o sal e a pimenta. Cozinhe por 15 minutos e bata no liquidificador.

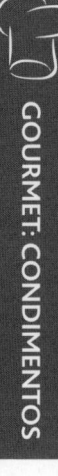

GOURMET: CONDIMENTOS

Café da manhã

Torrada

Tempo de preparo: 3 min / Pronto em: 3 min

1 fatia (30 g) de pão artesanal

2 colheres de chá (10 g) de manteiga

Toste o pão, passe manteiga e sirva.

Iogurte

¾ de copo (175 g) de iogurte
desnatado natural

Fruta

1 laranja

Almoço

Salada de beterraba

Tempo de preparo: 10 min / Pronto em: 10 min

1 punhado generoso de folhas
(espinafre, chicória fatiada,
alface americana)

2 beterrabas cozidas em cubos

1 ovo cozido, com a gema dura,
picado

1 colher de sopa de suco de limão
ou vinagre

1 colher de sopa de salsinha

Sal e pimenta-do-reino

Coloque as folhas numa tigela, adicione a beterraba e o ovo. Em outra tigela, faça um vinagrete, misturando o suco de limão ou o vinagre, a salsinha, o sal e a pimenta. Regue a salada com o vinagrete e sirva.

Vitela recheada

Tempo de preparo: 10 min / Tempo de cozimento: 30 min / Pronto em: 40 min

1 ¼ copo (115 g) de cogumelos
fatiados

1 fatia (30 g) de presunto magro em
cubos

2 colheres de sopa de estragão
picado

Pitada de noz-moscada

Sal e pimenta-do-reino

85 g de vitela

1 copo (240 mℓ) de suco de tomate

1 dente de alho amassado

Preaqueça o forno a 180 °C. Pique ¼ de copo de cogumelos, misture com o presunto, o estragão, a noz-moscada, o sal e a pimenta. Faça um corte profundo na lateral da vitela e recheie com a mistura de cogumelos. Ponha o suco de tomate numa travessa e depois adicione a vitela. Asse por mais ou menos 30 minutos. Enquanto isso, refogue o alho numa frigideira antiaderente com os cogumelos restantes e um pouco de água.

Tempere com sal e pimenta e sirva com a vitela.

Fruta

1 maçã

JANTAR

Salada de *grapefruit*, queijo *cottage* e camarão

½ *grapefruit*

¼ de copo (55 g) de queijo cottage light

55 g de camarão cozido

1 colher de sopa de alcaparras

Pitada de páprica

Sal e pimenta-do-reino

Tempo de preparo: 10 min / Pronto em: 10 min

Corte o *grapefruit* ao meio. Remova a polpa com uma faca. Descarte a parte branca e corte os segmentos em cubos grandes. Misture o queijo cottage, o camarão, as alcaparras e a páprica numa tigela e tempere com sal e pimenta. Adicione os cubos de *grapefruit*. Raspe a parte branca restante da metade do *grapefruit* e sirva a salada na "tigela" de casca.

Salada de carne assada

55 g de carne magra assada em pedaços

2 picles

1 punhado generoso de folhas

Tempo de preparo: 5 min / Pronto em: 10 min

Combine os ingredientes e sirva.

Pão

1 fatia (30 g) de pão integral

Iogurte

⅓ de copo (85 g) de iogurte desnatado natural

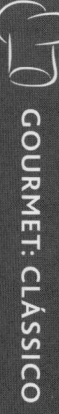

CAFÉ DA MANHÃ

Panqueca e iogurte com frutas vermelhas

Tempo de preparo: 1 min / Tempo de cozimento: 2 min / Pronto em: 3 min

1 panqueca

1 colher de sopa de xarope de bordo (*maple syrup*)

1 copo (225 g) de frutas vermelhas (frescas ou congeladas)

¾ de copo (175 g) de iogurte desnatado natural

Esquente a panqueca e regue com o xarope. Misture as frutas com o iogurte. Sirva.

ALMOÇO

Pepino com hortelã

Tempo de preparo: 5 min / Pronto em: 5 min

¾ de copo (100 g/1 médio) de pepino em fatias finas e sem sementes

⅓ de copo (85 g) de iogurte desnatado natural

2 colheres de sopa de hortelã picada

1 colher de chá de óleo de canola

Misture todos os ingredientes e sirva a salada fria.

Hambúrguer com pimentão verde

Tempo de preparo: 5 min / Tempo de cozimento: 15 min / Pronto em: 20 min

115 g de carne magra moída

1 colher de chá de extrato de tomate

⅓ de copo (55 g) de cebola picada

2 colheres de sopa de salsinha picada

Sal e pimenta-do-reino

½ copo (1 médio) de pimentão verde cortado em palitos

Alface para servir

Preaqueça o forno a 180 °C. Misture a carne moída com o extrato de tomate, a cebola, a salsinha, o sal e a pimenta e forme um hambúrguer. Coloque numa travessa com o pimentão, cubra com papel-alumínio e asse por 30 minutos ou até atingir o ponto desejado. Sirva com a alface fresca e o pimentão.

GOURMET: CLÁSSICO

Fruta

1 laranja

Queijo

30 g de queijo (americano, *cheddar*, parmesão)

Cenouras com molho de queijo *cottage*

¼ de copo (55 g) de queijo *cottage light*

1 colher de sopa de cebolinha--francesa picada

1 dente de alho amassado

1 punhado de cenouras *baby*

Tempo de preparo: 5 min / Pronto em: 5 min

Misture o queijo *cottage* com o alho e a cebolinha-francesa. Corte as cenouras em fatias e sirva.

Bacalhau, espinafre e arroz

2 colheres de sopa (30 g) de arroz integral (para ½ copo de arroz cozido)

1 colher de chá de azeite de oliva

½ copo (120 mℓ) de vinho branco seco

½ copo (85 g) de tomates em pedaços

⅓ de copo (55 g) de cebola picada

2 copos (450 g) de espinafre congelado

115 g de filé de bacalhau fresco

Sal e pimenta-do-reino

2 colheres de sopa (30 g) de creme azedo (*sour cream*)

Tempo de preparo: 10 min / Tempo de cozimento: 25 min / Pronto em: 35 min

Preaqueça o forno a 200 °C. Lave o arroz e refogue-o no azeite por 3 minutos. Adicione ½ copo (120 mℓ) de água e ferva em fogo alto. Reduza o fogo, mexa, tampe e cozinhe por 20 minutos (siga as instruções da embalagem) ou até a água evaporar. Cozinhe o vinho, os tomates e a cebola numa panela em fogo baixo por 10 minutos. Descongele o espinafre numa panela ou no micro-ondas e coloque-o numa travessa, seguido pelo peixe. Cubra com o molho. Tempere com sal e pimenta. Asse por 15 minutos ou até o peixe ficar pronto. Regue com o creme de leite e sirva com o arroz.

Fruta

1 pera

GOURMET: CLÁSSICO

CAFÉ DA MANHÃ

Aveia

⅓ de copo (30 g) de aveia (para ½ copo de aveia cozida)

1 copo (240 mℓ) de leite desnatado

6 nozes

Tempo de preparo: 3 min / Pronto em: 3 min

Esquente a aveia com o leite, decore com nozes e sirva.

Fruta

1 maçã

ALMOÇO

Salada de alcachofra

1 copo (125 g) de corações de alcachofra

2 colheres de sopa de molho gribiche (ver página 174)

Tempo de preparo: 7 min / Pronto em: 7 min

Regue as alcachofras com o molho gribiche e sirva.

Costeletas de cordeiro e brócolis

115 g de costeletas de cordeiro magras

1 colher de chá de orégano

⅓ de copo (85 g) de buquês de brócolis

Tempo de preparo: 5 min / Tempo de cozimento: 15 min / Pronto em: 20 min

Tempere as costeletas com orégano e grelhe até o centro ficar opaco ou até atingir o ponto desejado. Cozinhe os brócolis no vapor até ficarem macios. Sirva.

Iogurte

¾ de copo (175 g) de iogurte desnatado natural

Fruta

1 banana pequena

GOURMET: CLÁSSICO

Chucrute com peru e ervilhas

115 g de peito de peru

½ copo (70 g) de ervilhas

½ copo (70 g) de chucrute

2 porções de molho de iogurte (ver página 174)

Tempo de preparo: 5 min / Tempo de cozimento: 15 min / Pronto em: 20 min

Grelhe ou frite a seco o peito de peru por 10 minutos ou até ficar opaco no centro. Esquente as ervilhas no micro-ondas ou no fogão. Misture o chucrute com o molho de iogurte. Sirva o peru com os vegetais.

Pão

1 fatia (30 g) de pão integral

Queijo *cottage* com abacaxi

½ copo (115 g) de queijo *cottage light*

1 copo (140 g) de abacaxi em pedaços

Tempo de preparo: 3 min / Pronto em: 3 min

Misture e sirva.

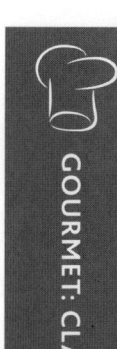

GOURMET: CLÁSSICO

Café da manhã

Torrada com *cheddar*

1 fatia (30 g) de pão integral
30 g de queijo *cheddar*

Tempo de preparo: 3 min / Pronto em: 3 min

Toste o pão e sirva com o *cheddar*.

Leite

1 copo (240 mℓ) de leite
  desnatado

Fruta

1 *kiwi*

Almoço

Mimosa de ovo

1 ovo médio cozido, com a gema
  dura
1 colher de chá de óleo de canola
1 colher de chá de salsinha picada
⅓ de copo (85 g) de iogurte
  desnatado
Sal e pimenta-do-reino
1 colher de chá de suco de limão
Folhas de alface para servir

Tempo de preparo: 10 min / Tempo para resfriar: 5 min / Pronto em: 15 min

Corte o ovo na vertical e remova a gema. Amasse a gema com o óleo de canola, a salsinha, o iogurte, o sal e a pimenta até a mistura ficar homogênea. Coloque o suco de limão dentro da clara cozida e cubra com a mistura. Sirva frio com a alface.

Bife com chalotas e vagem

½ copo (55 g) de chalotas
  picadas
Sal e pimenta-do-reino
85 g de bife
1 copo (225 g) de vagem
1 colher de sopa de salsinha
  picada

Tempo de preparo: 3 min / Tempo de cozimento: 15 min / Pronto em: 18 min

Refogue as chalotas numa frigideira antiaderente com 4 colheres de sopa de água até ficarem macias; adicione o sal, a pimenta e o bife. Frite a seco com as chalotas por 10 minutos ou até atingir o ponto desejado. Enquanto isso, cozinhe a vagem no vapor por 10 minutos ou até ficar macia. Sirva.

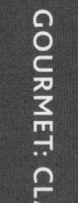

GOURMET: CLÁSSICO

Iogurte com maçã

⅓ de copo (85 g) de iogurte
desnatado natural

1 maçã, em pedaços

Tempo de preparo: 3 min / Pronto em: 3 min

Misture e sirva.

Frango com verduras e legumes

1 copo (115 g) de brotos de feijão

½ copo (55 g/1 média) de
cenoura, ralada

½ copo (115 g) de milho verde em
conserva, escorrido

4 colheres de sopa de vinagrete
básico (ver página 172)

3 fatias (85 g) de presunto de
frango

Tempo de preparo: 10 min / Pronto em: 10 min

Misture os brotos de feijão, a cenoura e o
milho com o vinagrete e sirva com o frango.

Queijo

30 g de queijo suíço ou *emmenthal*

Fruta

1 banana pequena

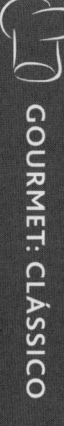

Café da manhã

Croissant e *kiwi* com copo de leite

1 croissant
1 kiwi
1 copo (225 mℓ) de leite desnatado

Tempo de preparo: 2 min / Pronto em: 2 min

Descasque o *kiwi*, fatie e sirva com o *croissant* e o copo de leite.

Almoço

Halibute com abobrinha e couve-flor

1 copo (225 g) de buquês de couve-flor
1 abobrinha fatiada
1 tomate em cubos
1 colher de sopa de salsinha picada
1 dente de alho amassado
1 colher de chá de azeite
1 colher de chá de molho de pimenta
Sal e pimenta-do-reino

115 g de halibute

Tempo de preparo: 5 min / Tempo de cozimento: 20 min / Pronto em: 25 min

Preaqueça o *grill* ao máximo.
Cozinhe a couve-flor no vapor por 10 minutos ou até ficar macia e reserve; cozinhe a abobrinha no vapor até ficar macia.
Enquanto isso, numa frigideira antiaderente, refogue o tomate, a cebola, a salsinha, o alho e o azeite em fogo baixo por 5 minutos. Adicione o molho de pimenta, o sal e a pimenta-do-reino; cozinhe por 10 minutos.
Doure o peixe no *grill* por 3 minutos de cada lado. Sirva o halibute com o molho e as verduras.

Iogurte com limão e morango

Suco de ½ limão
¾ de copo (175 g) de iogurte desnatado natural
1 copo (225 g) de morangos

Tempo de preparo: 5 min / Pronto em: 5 min

Misture o suco de limão com o iogurte. Fatie os morangos, adicione o iogurte e sirva.

Jantar

Funcho ao forno

1 funcho fatiado
½ copo (85 g) de tomates em pedaços
1 cebola picada
2 dentes de alho amassados
Sal e pimenta-do-reino

Tempo de preparo: 5 min / Tempo de cozimento: 30 min / Pronto em: 35 min

Preaqueça o forno a 180 °C. Cozinhe o funcho em água fervente por 10 minutos e escorra. Coloque-o numa travessa com os tomates, a cebola, o alho, o sal e a pimenta, cubra com papel-alumínio e asse por 20 minutos. Sirva.

Salmão assado

115 g de posta de salmão

½ copo (85 g) de tomates em pedaços

¼ de copo de cebola fatiada

2 dentes de alho amassados

1 ramo de salsinha

1 colher de sopa de cebolinha--francesa fatiada

1 folha de louro

1 colher de chá de tomilho

1 colher de chá de sementes de erva-doce

Sal e pimenta-do-reino

Tempo de preparo: 5 min / Tempo de cozimento: 25 min / Pronto em: 30 min

Preaqueça o forno a 200 °C. Numa travessa, disponha os tomates numa camada, seguidos pelo salmão. Adicione os outros ingredientes e asse por 25 minutos ou até o centro do peixe ficar opaco. Sirva.

Quinoa

3 colheres de sopa (30 g) de quinoa

1 colher de chá de azeite de oliva

Tempo de preparo: 5 min / Tempo de cozimento: 35 min / Pronto em: 45 min

Lave a quinoa, escorra e deixe secar por 10 minutos. Esquente uma frigideira antiaderente por 5 minutos. Ferva ½ copo (120 mℓ) de água, adicione a quinoa e o azeite e deixe cozinhar por 15 minutos ou até a água ser absorvida. Deixe descansar por 10 minutos, separe com um garfo e sirva. Nota: Você pode preparar a quinoa previamente e guardá-la na geladeira.

Tomates-cereja com queijo *cottage*

7 tomates-cereja

½ copo (115 g) de queijo *cottage light*

Tempo de preparo: 3 min / Pronto em: 3 min

Corte os tomates na metade, misture com o queijo *cottage* e sirva.

Compota de abacaxi

½ copo (120 mℓ) de água

1 colher de chá de adoçante granulado

1 colher de chá de extrato de baunilha

1 copo (140 g) de abacaxi em pedaços (fresco ou em calda, escorrido)

Tempo de preparo: 5 min / Tempo de cozimento: 10 min e 30 min para resfriar / Pronto em: 45 min

Numa panela, misture a água, o adoçante e o extrato de baunilha. Quando o líquido ferver, adicione o abacaxi e cozinhe por 10 minutos, coberto. Esfrie na geladeira e sirva frio.

CAFÉ DA MANHÃ

Rabanada

Tempo de preparo: 3 min / Pronto em: 3 min

1 fatia de rabanada

2 colheres de chá (10 g) de
manteiga

Esquente a rabanada, passe manteiga e
sirva.

Iogurte

¾ de copo (175 g) de iogurte
desnatado natural

Fruta

1 pera pequena em pedaços

Canela

Salpique a pera com canela e sirva.

ALMOÇO

Salada de couve-flor, batata e maçã

*Tempo de preparo: 15 min / Tempo de cozimento: 5 min /
Pronto em: 20 min*

2 batatas (100 g) pequenas

¾ de copo (175 g) de iogurte
desnatado natural

1 colher de chá de óleo de canola

2 colheres de sopa de ervas
frescas

1 pitada de páprica

Sal e pimenta-do-reino

½ copo (115 g) de buquês de
couve-flor

1 cenoura (115 g) descascada e
ralada

1 maçã pequena descascada e
cortada em palitos

1 aipo descascado e ralado

Cozinhe as batatas no micro-ondas por
5 minutos e fatie. Numa tigela, prepare o
molho, misturando o iogurte, o óleo, as
ervas, a páprica, o sal e a pimenta. Adicione
as verduras e misture bem. Sirva.

Steak tartare

Tempo de preparo: 10 min / Pronto em: 10 min

115 g de carne bem fresca picada fina
1 gema
½ colher de chá de mostarda
½ cebola picada fina
1 colher de sopa de salsinha picada
1 colher de chá de alcaparras
½ colher de chá de molho inglês
Sal e pimenta-do-reino

Misture todos os ingredientes e sirva imediatamente.
Nota: se você não quiser comer carne crua, forme um hambúrguer, frite a seco numa frigideira antiaderente e sirva.

JANTAR

Carne assada com legumes

Tempo de preparo: 10 min / Tempo de cozimento: 25 min / Pronto em: 35 min

115 g de carne
Sal e pimenta-do-reino
1 cenoura (115 g) descascada e cortada em fatias finas
1 alho-poró cortado na vertical e em fatias finas
2 folhas de sálvia
Suco de 1 limão
1 tomate grande, cortado na metade
2 colheres de sopa de cebolinha-francesa fatiada
1 colher de sopa de salsinha picada
1 colher de chá de páprica

Preaqueça o forno a 230 °C. Lave a carne em água fria, esfregue com sal e pimenta e coloque numa travessa. Regue com 3 colheres de sopa de água quente e adicione a cenoura, o alho-poró e a sálvia. Asse por 12 minutos, regando a carne com suco de limão de vez em quando. Em seguida, adicione o tomate e mais suco de limão e continue assando por mais 4-8 minutos ou até atingir o ponto desejado. Retire do forno, coloque a carne num prato quente, com os legumes em torno dela. Decore com a cebolinha-francesa e a salsinha. Despeje um pouco de água na travessa, tempere com sal, pimenta e páprica e regue a carne com o molho. Sirva.

Queijo

½ copo (115 g) de queijo *cottage light*

Fruta

1 copo (225 g) de frutas em calda escorridas

GOURMET: CLÁSSICO

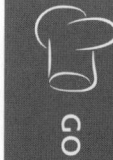

CAFÉ DA MANHÃ

Bagel com ricota

1 *bagel* integral
¼ de copo (55 g) de creme de ricota

Tempo de preparo: 3 min / Pronto em: 3 min

Toste o *bagel*, passe o creme de ricota e sirva.

Leite

1 copo (240 mℓ) de leite desnatado

Fruta

1 maçã pequena

ALMOÇO

Palitos de aipo

2 aipos
2 porções de molho de iogurte (ver página 174)

Ovos mexidos e mistura de legumes

2 ovos médios
½ copo (115 g) de queijo *cottage*
1 colher de sopa de cebolinha- -francesa fatiada
1 copo (85 g) de legumes variados em fatias

Tempo de preparo: 5 min / Tempo de cozimento: 5 min / Pronto em: 10 min

Bata os ovos. Coloque-os numa frigideira e misture com o queijo *cottage* e a cebolinha- -francesa. Cozinhe os legumes no vapor e sirva.

Fruta

1 copo (115 g) de uvas

GOURMET: CLÁSSICO

Tilápia no vapor com manjericão

115 g de tilápia (ou outro peixe)
5 folhas de manjericão picadas

Tempo de preparo: 2 min / Tempo de cozimento: 13 min / Pronto em: 15 min

Cozinhe a tilápia no vapor com o manjericão por mais ou menos 8 minutos ou até o centro ficar opaco. Sirva.

Abóbora gratinada

1 copo (180 g) de abóbora em pedaços
¼ de copo (60 mℓ) de caldo de legumes sem gordura
1 gema
Sal e pimenta-do-reino
¼ de copo (30 g) de queijo ralado

Tempo de preparo: 5 min / Tempo de cozimento: 25 min / Pronto em: 30 min

Preaqueça o forno a 190 °C. Cozinhe a abóbora em água fervente ou no vapor até ficar macia e escorra bem. Coloque os pedaços numa travessa. Bata o caldo, a gema, o sal e a pimenta. Misture com a abóbora e salpique com queijo. Asse até dourar levemente. Sirva.

Fruta

1 laranja

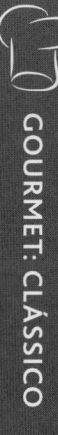

GOURMET: CLÁSSICO

Café da manhã

Torrada com geleia e manteiga de amendoim

1 fatia (30 g) de pão integral tostada

2 colheres de chá (10 g) de manteiga de amendoim

2 colheres de chá de geleia

Tempo de preparo: 3 min / Pronto em: 3 min

Passe a manteiga de amendoim e a geleia na torrada. Sirva.

Iogurte

¾ de copo (175 g) de iogurte desnatado natural

Almoço

Salada de atum

1 lata de atum *light* escorrido

1 copo (115 g) de queijo com baixo teor de gordura em cubos

2 aipos em cubos

1 ovo médio, com a gema dura, em cubos

2 colheres de sopa de alcaparras

1 pitada de pimenta calabresa

1 pimentão vermelho em cubos

1 cebola picada

1 colher de sopa de suco de limão

1 colher de chá de óleo de canola

1 colher de chá de molho de pimenta

1 punhado de alface fatiada

½ copo (55 g/1 pequeno) de pepino fatiado

Tempo de preparo: 10 min / Pronto em: 10 min

Coloque o atum numa tigela e faça lascas com um garfo. Adicione o queijo, o aipo, o ovo, as alcaparras, a pimenta, a cebola, o suco de limão, o óleo e o molho de pimenta. Sirva numa cama de alface e decore com fatias de pepino.

Fruta

1 pera

Paillard de vitela com cenouras assadas

1 copo (225 g) de cenouras em cubos

¼ de copo (55 g) de cebola picada

2 colheres de sopa de salsinha picada

½ colher de chá de *curry* em pó

1 colher de chá de azeite de oliva

85 g de vitela

1 colher de chá de alecrim picado

Sal e pimenta-do-reino

2 colheres de sopa (30 g) de creme azedo (*sour cream*)

Tempo de preparo: 5 min / Tempo de cozimento: 45 min / Pronto em: 50 min

Preaqueça o forno a 190 °C. Misture as cenouras, a cebola, a salsinha, o *curry* e o azeite numa travessa. Cubra com papel-alumínio e asse por 45 minutos. Enquanto isso, tempere a vitela com o alecrim, o sal e a pimenta e asse, grelhe ou frite a seco por 10-15 minutos ou até atingir o ponto desejado. Sirva com o creme azedo.

Polenta

3 colheres de sopa (30 g) de polenta ou fubá

Sal e pimenta-do-reino

Tempo de preparo: 4 min / Tempo de cozimento: 10 min / Pronto em: 14 min

Ferva 2 copos de água e adicione a polenta. Cozinhe em fogo baixo, mexendo por aproximadamente 10 minutos, até engrossar. Tempere com sal e pimenta a gosto, sirva.

Queijo

30 g de queijo (americano, *cheddar*, parmesão)

Fruta

1 maçã pequena

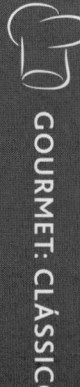

CAFÉ DA MANHÃ

Cereal

30 g de cereal integral sem açúcar (1 copo de cereal leve, como flocos de milho, ou ½ copo de cereal pesado, como farelo de trigo)

1 copo (240mℓ) de leite desnatado

Tempo de preparo: 2 min / Pronto em: 2 min

Coloque o cereal e o leite numa tigela e sirva.

Oleaginosas

6 amêndoas

Fruta

1 banana pequena

ALMOÇO

Salmão pochê

115 g de salmão

Tempo de preparo: 1 min / Tempo de cozimento: 10 min / Pronto em: 11 min

Coloque o salmão numa frigideira antiaderente, com a pele para baixo, e adicione água até cobrir. Cozinhe em fogo alto por 4 minutos. Vire o peixe e continue a cozinhar por 5-6 minutos. Sirva.

Salada jardineira

1 copo (55 g) de alface fatiada

1 (55 g) tomate fatiado

½ copo (55 g/1 pequeno) de pepino fatiado

1 aipo fatiado

3 minimilhos

Suco de 1 limão

1 colher de sopa de molho ravigote (ver página 174)

Tempo de preparo: 10 min / Pronto em: 10 min

Misture os vegetais numa tigela, regue com o suco de limão e o molho ravigote. Sirva.

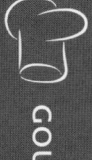

GOURMET: CLÁSSICO

Queijo

½ copo (115 g) de queijo *cottage light*

Fruta

1 pêssego

Contrafilé com berinjela à italiana

Óleo em *spray*
1 copo (85 g) de berinjela fatiada
1 copo (90 g) de cogumelos picados
1 colher de sopa de cebola picada
1 colher de sopa de salsinha picada
115 g de contrafilé

Tempo de preparo: 20 min / Tempo de cozimento: 25 min / Pronto em: 45 min

Coloque a berinjela em água com sal por 20 minutos; escorra, lave e seque. Borrife o óleo numa frigideira antiaderente e frite a berinjela por 5 minutos, até dourar. Adicione os cogumelos, a cebola e algumas colheres de sopa de água, sal e pimenta. Cubra e cozinhe em fogo lento por mais ou menos 15 minutos. Adicione a salsinha e cozinhe por mais 5 minutos. Enquanto isso, grelhe a carne por 5 minutos. Sirva.

Macarrão

⅓ de copo (30 g) de macarrão (para ¾ de copo de macarrão cozido)
1 colher de chá (7 g) de manteiga

Tempo de preparo: 4 min / Tempo de cozimento: 8 min / Pronto em: 12 min

Ferva a água, adicione a massa e cozinhe de acordo com as instruções da embalagem. Escorra, coloque de volta na panela e adicione a manteiga. Misture e sirva.

Iogurte

¾ de copo (175 g) de iogurte desnatado natural

Fruta

1 fatia (140 g) de manga

Café da manhã

Bagel e ovo mexido

½ *bagel* integral

1 ovo médio

¼ de copo (55 g) de ricota *light*

Tempo de preparo: 3 min / Tempo de cozimento: 7 min / Pronto em: 10 min

Toste o *bagel*. Enquanto isso, bata o ovo e cozinhe numa frigideira antiaderente em fogo médio. Passe a ricota no *bagel*. Sirva.

Vitamina de frutas vermelhas

1 copo (225 g) de frutas vermelhas

Tempo de preparo: 4 min / Pronto em: 4 min

Bata as frutas no liquidificador, adicionando água se desejado, e sirva.

Almoço

Chucrute leve

1 lata/vidro (140 g) de chucrute natural escorrido

115 g de filé suíno

1 maçã descascada e em fatias grossas

Sal e pimenta-do-reino

1 fatia (30 g) de presunto defumado em cubos

Tempo de preparo: 5 min / Tempo de cozimento: 30 min / Pronto em: 35 min

Preaqueça o forno a 180 °C. Coloque metade do chucrute numa travessa, seguido do filé e das fatias de maçã. Tempere com sal e pimenta. Cubra com o chucrute restante. Asse por 20 minutos, adicione o presunto e asse por mais 10 minutos. Sirva.

Iogurte

¾ de copo (175 g) de iogurte desnatado natural

Salada de milho

2 colheres de sopa de vinagrete básico (ver página 172)

½ copo (85 g) de milho verde em conserva escorrido

Tempo de preparo: 7 min / Pronto em: 7 min

Prepare o vinagrete, misture com o milho e sirva.

Alho-poró assado

2 alhos-porós

1 ovo médio batido

½ copo (120 mL) de leite desnatado

½ copo (55 g) de presunto picado

Sal e pimenta-do-reino

Tempo de preparo: 5 min / Tempo de cozimento: 1 h / Pronto em: 1 h 5 min

Preaqueça o forno a 180 °C. Corte o alho-poró em fatias de 1 cm de espessura e coloque numa travessa. Bata o ovo com o leite e despeje a mistura sobre o alho-poró. Adicione o presunto, o sal e a pimenta. Cubra com papel-alumínio e asse por 1 hora. Sirva.

Queijo

¼ de copo (55 g) de queijo *cottage light*

Fruta

1 pera pequena

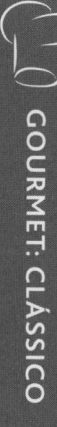

GOURMET: CLÁSSICO

Café da manhã

Aveia

Tempo de preparo: 7 min / Pronto em: 7 min

⅓ de copo (30 g) de aveia (para ½ copo de aveia cozida)

1 copo (240 mℓ) de leite desnatado

Esquente a aveia e o leite numa panela por 5 minutos e deixe descansar por 2 minutos (ou siga as instruções da embalagem). Sirva.

Oleaginosas

6 nozes

Fruta

2 colheres de sopa de passas

Almoço

Rabanetes

Tempo de preparo: 5 min / Pronto em: 5 min

1 copo (aprox. 12) de rabanetes picados

2 colheres de sopa de vinagrete de ervas (ver página 172)

Regue os rabanetes com o vinagrete e sirva.

Tomates recheados

Tempo de preparo: 5 min / Tempo de cozimento: 35 min / Pronto em: 40 min

85 g de carne moída magra

1 ovo médio batido

2 colheres de sopa de ervas mistas picadas

Sal e pimenta-do-reino

2 tomates grandes

Preaqueça o forno a 200 °C. Misture a carne moída, o ovo, as ervas, o sal e a pimenta para fazer um recheio. Corte o topo dos tomates e retire o miolo, coloque o recheio e asse por 35 minutos. Sirva.

Queijo

½ copo (115 g) de queijo *cottage light*

Fruta

1 pera

Coleslaw

1 copo (85 g) de *coleslaw*

2 colheres de sopa de molho de iogurte (ver página 174)

Tempo de preparo: 3 min / Pronto em: 3 min

Misture o *coleslaw* com o molho e sirva.

Saithe assado com creme de ervas

115 g de bacalhau *saithe*

Sal e pimenta-do-reino

¼ de copo (55 g) de queijo *cottage light*

1 dente de alho amassado

1 colher de sopa de salsinha picada

½ colher de sopa de suco de limão

Tempo de preparo: 5 min / Tempo de cozimento: 20 min / Pronto em: 25 min

Preaqueça o forno a 190 °C. Tempere o peixe com sal e pimenta. Misture o queijo *cottage*, o alho, a salsinha, o sal e a pimenta. Passe a mistura no peixe. Asse numa travessa por 20 minutos. Regue com suco de limão e sirva.

Espinafre

1 copo (30 g) de espinafre

2 colheres de sopa (30 g) de creme azedo (*sour cream*)

Tempo de preparo: 4 min / Pronto em: 4 min

Refogue o espinafre numa frigideira antiaderente, adicione o creme azedo e sirva.

Macarrão

⅓ de copo (30 g) de macarrão (para ¾ de copo de massa cozida)

Cozinhe em água com sal fervente, de acordo com as instruções no pacote, e sirva.

Fruta

4 damascos frescos

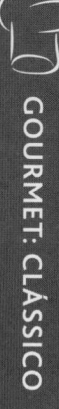

GOURMET: CLÁSSICO

Café da manhã

Torrada

2 colheres de chá (10 g) de manteiga
2 colheres de sopa de geleia
4 fatias de torrada fina

Tempo de preparo: 2 min / Pronto em: 2 min

Passe a manteiga e a geleia na torrada e sirva.

Leite

1 copo (240 mℓ) de leite desnatado

Almoço

Verdura

8 cenouras *baby*

Cordeiro assado

115 g de pernil de cordeiro extramagro
1 dente de alho amassado
½ copo de salsinha picada
1 colher de sopa de alecrim desidratado
Sal e pimenta-do-reino
½ copo (120 mℓ) de caldo de carne sem gordura
1 pimenta vermelha pequena marinada em água ou vinagre

Tempo de preparo: 5 min / Tempo de cozimento: 20 min / Pronto em: 25 min

Preaqueça o forno a 180 °C. Remova toda a gordura visível do cordeiro. Esfregue o alho e as ervas na carne. Tempere com o sal e a pimenta. Coloque o pernil numa travessa com o caldo e asse por 20 minutos. Corte a pimenta vermelha em fatias finas e salpique sobre a carne. Sirva.

Vagem com alcaparras

1 copo (150 g) de vagem
1 tomate em pedaços
1 dente de alho amassado
1 colher de sopa de estragão picado
1 colher de chá de alcaparras
½ limão fatiado
Sal e pimenta-do-reino

Tempo de preparo: 5 min / Tempo de cozimento: 15 min / Pronto em: 20 min

Escalde a vagem em água fervente com sal. Esquente o tomate e o alho amassado numa panela antiaderente. Adicione a vagem e cozinhe em fogo baixo por 10 minutos. Adicione o estragão e as alcaparras 5 minutos antes de servir. Decore com fatias de limão, tempere com sal e pimenta. Sirva.

GOURMET: CLÁSSICO

Queijo

¼ de copo (55 g) de ricota *light*

Fruta

½ grapefruit

Salada

Tempo de preparo: 3 min / Pronto em: 3 min

Várias folhas de alface americana fatiadas

4 colheres de sopa de vinagrete básico (ver página 172)

Regue a alface com o vinagrete e sirva.

Lasanha de abobrinha

Tempo de preparo: 10 min / Tempo de cozimento: 30 min / Pronto em: 40 min

1 abobrinha (140 g) cortada em fatias na vertical

¼ de copo (55 g) de cebola picada

2 colheres de sopa de molho de tomate (ver página 175)

115 g de atum *light* escorrido

1 colher de sopa de manjericão picado

Sal e pimenta-do-reino

¼ de copo de queijo *cheddar light* ralado

Escalde a abobrinha por 2-3 minutos em água fervente com sal (ou no micro-ondas). Frite a seco a cebola numa panela antiaderente. Adicione o molho de tomate, o atum (separado em lascas com um garfo), o manjericão, o sal e a pimenta. Numa travessa, faça uma camada com as fatias de abobrinha e o molho de tomate. Cubra com queijo ralado e asse por 25 minutos. Sirva.

Arroz

Tempo de preparo: 5 min / Tempo de cozimento: 20 min / Pronto em: 25 min

2 colheres de sopa (30 g) de arroz integral (para ½ copo de arroz cozido)

1 colher de sopa de azeite

Lave o arroz. Numa panela, refogue o arroz e o azeite por 3 minutos, adicione ½ copo (120 mℓ) de água e leve para ferver em fogo alto. Abaixe o fogo, tampe bem e cozinhe por 20 minutos (siga as instruções da embalagem) ou até a água evaporar.

Fruta

½ copo de compota de frutas mistas sem açúcar

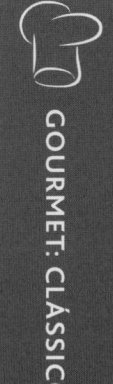

GOURMET: CLÁSSICO

Café da manhã

Cereal

30 g de cereal integral sem açúcar (1 copo de cereal leve, como flocos de milho, ou ½ copo de cereal pesado, como farelo de trigo)

1 copo (240 mℓ) de leite desnatado

Tempo de preparo: 3 min / Pronto em: 3 min

Coloque o cereal e o leite numa tigela e sirva.

Oleaginosas

6 nozes

Fruta

1 laranja pequena

Almoço

Salada de cenoura e cebolinha-francesa

1 copo (2 médias) de cenoura ralada

1 colher de sopa de cebolinha--francesa fatiada

2 colheres de sopa de vinagrete básico (ver página 172)

Tempo de preparo: 4 min / Tempo de cozimento: 10 min / Pronto em: 14 min

Misture os ingredientes e sirva.

Bife com manteiga de alho

1 colher de chá (7 g) de manteiga

1 colher de sopa de salsinha picada

½ dente de alho amassado

Sal e pimenta-do-reino

115 g de contrafilé magro

Tempo de preparo: 4 min / Tempo de cozimento: 10 min / Pronto em: 14 min

Misture a manteiga, a salsinha e o alho e tempere com sal e pimenta. Numa frigideira antiaderente, frite a seco o bife por alguns minutos de ambos os lados, sem gordura. Sirva a carne com um pedaço da manteiga de alho.

Berinjela ao forno

1 (115 g) berinjela grande

1 dente de alho amassado

Tempo de preparo: 4 min / Tempo de cozimento: 10 min / Pronto em: 14 min

Pré-aqueça o forno a 200 °C. Descasque

1 cebola picada

½ copo (85 g) de funcho picado

1 colher de sopa de salsinha picada

⅓ de copo (85 mℓ) de suco de tomate

¼ de copo (30 g) de queijo ralado

Sal e pimenta-do-reino

a berinjela e corte em fatias de 1 cm de espessura. Coloque em água com sal por 20 minutos e depois escorra, lave e seque. Coloque numa travessa e adicione os vegetais e a salsinha, cubra com o molho de tomate e salpique com queijo. Asse por 45 minutos. Sirva.

Fruta

1 copo (225 g) de frutas em calda escorridas

JANTAR

Sopa de verduras

1 copo de sopa de verduras sem gordura (menos de 100 calorias por porção)

Tempo de preparo: 5 min / Pronto em: 5 min

Esquente e sirva.

Frango ao limão e cogumelos

115 g de peito de frango

Casca ralada de 1 limão

Sal e pimenta-do-reino

1 copo (90 g) de cogumelos fatiados

1 dente de alho amassado

1 colher de sopa de salsinha picada

Tempo de preparo: 5 min / Tempo de cozimento: 30 min / Pronto em: 35 min

Preaqueça o forno a 180 °C. Coloque o frango numa travessa e salpique com a casca de limão, o sal e a pimenta. Asse por 3 minutos. Enquanto isso, refogue os cogumelos com o alho e a salsinha numa frigideira antiaderente sem gordura. Sirva.

Semolina

3 colheres de sopa (30 g) de semolina (para ½ copo de semolina cozida)

Tempo de preparo: 4 min / Tempo de cozimento: 4 min / Pronto em: 8 min

Esquente 1 ½ copo (350 mℓ) de água numa panela. Quando a água começar a ferver, adicione a semolina e mexa por 2 minutos (seguindo as instruções da embalagem) até a água evaporar. Sirva.

Iogurte

¾ de copo (175 g) de iogurte desnatado natural

Fruta

1 copo (140 g) de abacaxi em pedaços

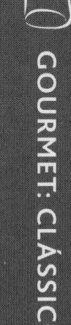

GOURMET: CLÁSSICO

Café da manhã

Torrada integral

1 fatia (30 g) de pão integral
2 colheres de chá (10 g) de manteiga

Tempo de preparo: 3 min / Pronto em: 3 min

Toste a torrada e passe a manteiga. Sirva.

Iogurte

¾ de copo (175 g) de iogurte desnatado natural

Suco

1 copo (240 mℓ) de suco de laranja

Almoço

Salada de espinafre

115 g de *kani-kama* em fatias
2 copos (55 g) de espinafre
½ copo (115 g) de queijo *cottage light*
½ copo (40 g) de cogumelos fatiados
1 chalota picada
1 tomate picado
1 dente de alho amassado
Sal e pimenta-do-reino
1 porção de vinagrete de tomate e frutas cítricas (ver página 173)

Tempo de preparo: 5 min / Pronto em: 5 min

Misture todos os ingredientes numa tigela e regue com o vinagrete. Sirva.

Fruta

½ *grapefruit*

GOURMET: CLÁSSICO

Salada de alcachofra

1 alcachofra

2 colheres de sopa de molho de iogurte (ver página 174)

Tempo de preparo: 3 min / Tempo de cozimento: 35 min / Pronto em: 38 min

Corte o talo da alcachofra e cozinhe no vapor por 35 minutos ou até ficar macia. Sirva com o vinagrete.

Pernil assado

1 (85 g) cenoura

1 (85 g) nabo

1 copo (85 g) de vagem

1 aipo

Sal e pimenta-do-reino

115 g de pernil

¼ de copo (60 mℓ) de vinho branco

Tempo de preparo: 10 min / Tempo de cozimento: 25 min / Pronto em: 35 min

Preaqueça o forno a 180 °C. Corte os vegetais em juliana (palitos finos). Misture e tempere com o sal e a pimenta. Coloque metade dos vegetais numa travessa e adicione o pernil. Acrescente os vegetais restantes, seguidos pelo vinho, e cubra com papel-alumínio. Asse por 25 minutos. Sirva.

Purê de batata

1 batata (115 g) média, descascada e cortada em cubos

2 colheres de sopa (30 g) de creme azedo (*sour cream*)

Tempo de preparo: 3 min / Tempo de cozimento: 15 min / Pronto em: 18 min

Cozinhe a batata em água fervente ou no micro-ondas até ficar macia. Amasse com o creme azedo e sirva.

Iogurte

¾ de copo (175 g) de iogurte desnatado natural

Fruta

1 maçã

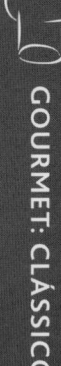

GOURMET: CLÁSSICO

Café da manhã

Torrada

1 fatia (30 g) de pão artesanal
1 colher de chá (7 g) de manteiga

Tempo de preparo: 5 min / Pronto em: 5 min

Toste o pão, passe a manteiga e sirva.

Iogurte

¾ de copo (175 g) de iogurte
desnatado natural

Fruta

1 *kiwi*

Almoço

Salada de camarão com beterraba e milho

½ copo (55 g) de milho
½ copo (55 g) de beterraba em cubos
1 colher de sopa de vinagre
115 g de camarão

Tempo de preparo: 5 min / Pronto em: 5 min

Combine todos os ingredientes e sirva.

Iogurte

¾ de copo (175 g) de iogurte
desnatado natural

Fruta

1 maçã

Carpaccio com salada de batata

1 (115 g) batata média

Sal marinho e pimenta-do-reino

2 colheres de sopa de azeite de oliva

30 g de queijo parmesão

115 g de carne própria para *carpaccio* fatiada fina

6 folhas de manjericão

Tempo de preparo: 10 min / Tempo de cozimento: 25 min e 30 min para resfriar / Pronto: em 65 min

Coloque a batata numa panela com água fria. Cozinhe por mais ou menos 25 minutos. Escorra, descasque e corte em fatias de 3 mm de espessura. Coloque numa tigela com metade do azeite. Tempere com o sal e a pimenta e deixe esfriar por 30 minutos. Raspe o parmesão com um descascador de verduras para transformá-lo em lascas.

Coloque o azeite restante num prato e passe as fatias de carne no azeite. Coloque a batata num prato, acompanhada da carne, do parmesão e do manjericão. Adicione uma pitada de sal e pimenta. Sirva.

Salada

Várias folhas de alface americana

1 colher de sopa de vinagre balsâmico

Tempo de preparo: 2 min / Pronto em: 2 min

Regue a alface com o vinagre balsâmico e sirva.

Fruta

1 fatia (140 g) de manga

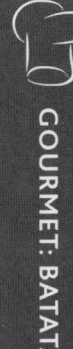

GOURMET: BATATA

Café da manhã

Bagel

½ bagel integral

Tempo de preparo: 5 min / Pronto em: 5 min

Toste o *bagel* e sirva.

Leite

1 copo (240 mℓ) de leite desnatado

Queijo

⅓ de copo (85 g) de queijo *cottage light*

Fruta

1 pera pequena

Almoço

Salada de frango com cenoura ralada

115 g de peito de frango cozido em cubos

1 copo de cenouras raladas (175 g/ 2 grandes)

1 colher de sopa de cebolinha- -francesa fatiada

Suco de ½ limão

Sal e pimenta-do-reino

Tempo de preparo: 10 min / Pronto em: 10 min

Combine todos os ingredientes e sirva.

Berinjela ao forno

1 berinjela grande (115 g)

1 dente de alho amassado

1 cebola picada

½ copo (85 g) de funcho picado

1 colher de sopa de salsinha picada

⅓ de copo (85 mℓ) de suco de tomate

¼ de copo (30 g) de queijo ralado

Sal e pimenta-do-reino

Tempo de preparo: 30 min / Tempo de cozimento: 45 min / Pronto em: 1 h 15 min

Preaqueça o forno a 200 °C. Descasque a berinjela e corte em fatias de 1 cm de espessura. Coloque em água com sal por 20 minutos e depois escorra, lave e seque. Ponha numa travessa e cubra com as verduras e a salsinha seguidas pelo molho de tomate e pelo queijo. Asse por 45 minutos. Sirva.

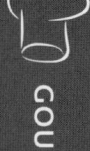

GOURMET: BATATA

Iogurte com morango

¾ de copo (175 g) de morangos fatiados

¾ de copo (175 g) de iogurte desnatado natural

Tempo de preparo: 3 min / Pronto em: 3 min

Misture o iogurte com os morangos e sirva.

Salada de batatas com alcachofra, queijo feta e limão

1 batata média (115 g)

7 g (aprox. 30) de pinólis

¼ de limão em conserva (30 g)

1 copo (125 g) de corações de alcachofra

1 colher de sopa de azeite de oliva

½ cebola picada

½ maço de coentro picado

Sal e pimenta-do-reino

1 laranja pequena

Suco de 1 limão

¼ de copo (55 g) de queijo feta *light*

Tempo de preparo: 10 min / Tempo de cozimento: 25 min / Pronto em: 35 min

Coloque a batata numa panela com água fria e cozinhe em fogo alto por 25 minutos. Enquanto isso, toste os pinólis numa frigideira antiaderente. Lave e pique o limão em conserva. Corte a alcachofra em quartos. Escorra, descasque e corte a batata em cubos pequenos. Coloque-a numa tigela e regue com azeite. Adicione a alcachofra, o limão, a cebola e o coentro. Tempere com sal e pimenta.

Enquanto isso, com um descascador de verduras, retire a casca da laranja, corte em tiras finas e escalde em água fervente por 30 segundos. Adicione à salada com os pinólis. Regue com o suco de limão e misture. Salpique com o queijo feta e sirva.

Presunto

3 fatias (85 g) de presunto magro

Fruta

1 pêssego médio

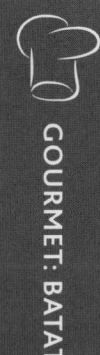

GOURMET: BATATA

Café da manhã

Chocolate quente

1 copo (240 ml) de leite
desnatado

2 colheres de sopa de chocolate
em pó

Tempo de preparo: 2 min / Tempo de cozimento: 5 min / Pronto em: 7 min

Coloque o chocolate em pó numa xícara, adicione o leite e misture. Cozinhe no micro-ondas por 3-5 minutos ou até esquentar. Misture e sirva.

Doce

1 (70 g) pão doce pequeno (menos
de 150 kcal por porção)

Almoço

Alho-poró

2 alhos-porós fatiados na vertical

2 colheres de sopa de vinagrete
básico (ver página 172)

Tempo de preparo: 5 min / Tempo de cozimento: 8 min / Pronto: em 13 min

Cozinhe o alho-poró no vapor por 8 minutos ou até ficar macio. Regue com o vinagrete e sirva.

Bacalhau no vapor e couve-flor

115 g de filé de bacalhau fresco

1 colher de sopa de manjericão
picado

½ copo (115 g) de buquês de
couve-flor

Tempo de preparo: 5 min / Tempo de cozimento: 15 min / Pronto em: 20 min

Cozinhe o bacalhau no vapor com o manjericão por 5 minutos ou até o centro ficar opaco. Cozinhe a couve-flor no vapor ou em água fervente por 10 minutos ou até ficar macia. Sirva.

Iogurte

¾ de copo (175 g) de iogurte
desnatado natural

Fruta

1 laranja pequena

Salada de cavala e batata

1 batata média (115 g)

115 g de filé de cavala defumada

½ copo (115 g) de queijo cottage light

1 cebola pequena picada

1 colher de sopa de cebolinha- -francesa fatiada

Sal e pimenta-do-reino

1 colher de sopa de azeite de oliva

1 colher de sopa de vinagre de vinho branco

1 punhado de alface fatiada

Tempo de preparo: 10 min / Tempo de cozimento: 25 min / Pronto: em 35 min

Coloque a batata numa panela com água fria e cozinhe em fogo alto por 25 minutos. Escorra, descasque e corte a batata em fatias grossas. Remova a pele e as espinhas do peixe e misture numa tigela com o queijo *cottage*, a cebola e a cebolinha-francesa. Tempere com o sal e a pimenta. Prepare o vinagrete com o azeite, o vinagre, o sal e a pimenta. Numa tigela, misture todos os ingredientes com cuidado. Sirva.

Fruta

2 ameixas

GOURMET: BATATA

Café da manhã

Cereal

30 g de cereal integral sem açúcar (1 copo de cereal leve, como flocos de milho, ou ½ copo de cereal pesado, como farelo de trigo)

1 copo (240 mℓ) de leite desnatado

Tempo de preparo: 2 min / Pronto em: 2 min

Coloque o cereal e o leite numa tigela e sirva.

Oleaginosas

6 amêndoas

Fruta

1 *kiwi*

Almoço

Salada

1 punhado de alface

2 colheres de sopa de molho de iogurte (ver página 174)

Tempo de preparo: 2 min / Pronto em: 2 min

Misture a alface com o molho de iogurte e sirva.

Omelete

2 ovos médios

Tempo de preparo: 2 min / Tempo de cozimento: 8 min / Pronto em: 10 min

Bata os ovos e esquente-os numa frigideira antiaderente em fogo médio, mexendo com frequência. Sirva.

Brócolis

1 copo (115 g) de brócolis

Tempo de preparo: 2 min / Tempo de cozimento: 10 min / Pronto em: 12 min

Cozinhe os brócolis no vapor por 10 minutos ou até ficarem macios. Sirva.

Iogurte

¾ de copo (175 g) de iogurte desnatado natural

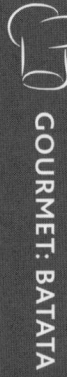

GOURMET: BATATA

Fruta

½ *grapefruit*

Mistura de batatas e vieiras

1 batata média (115 g)

1 ovo médio

55 g de vieiras

1 aipo ralado

¼ de copo (55 g) de cebola fatiada

½ copo (115 g) de queijo *cottage light*

½ colher de chá de mostarda

Suco de ½ limão

1 colher de sopa de óleo de canola

3 ramos de salsinha picados

3 ramos de cebolinha-francesa picados

1 ramo de hortelã picado

Sal e pimenta-do-reino

Tempo de preparo: 15 min / Tempo de cozimento: 30 min e 15 min para resfriar / Pronto em: 60 min

Coloque a batata numa panela com água fria e cozinhe em fogo alto por 25 minutos. Escorra e deixe esfriar. Cozinhe o ovo por 5 minutos em água fervente e passe-o pela água fria.

Enquanto isso, refogue as vieiras numa frigideira antiaderente por 5 minutos ou até ficarem opacas no centro. Pique metade e reserve a outra metade para o molho. Descasque a batata e corte-a em cubos pequenos. Numa tigela, misture as vieiras picadas, o ovo, o aipo, as cebolas e a batata em cubos. Em outra tigela, misture o queijo *cottage* com a mostarda, o suco de limão, o óleo de canola e as ervas. Tempere com o sal e a pimenta. Regue a mistura de batata com o molho e coloque no prato ou numa concha de vieira. Decore com as vieiras restantes. Sirva frio.

Sorbet

2 bolas (55 g) de *sorbet*

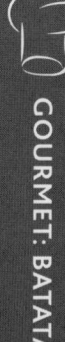

GOURMET: BATATA

Café da manhã

Pão sueco e queijo

2 pães suecos *light*
(aproximadamente 30 g)
30 g de queijo *cheddar*

Tempo de preparo: 2 min / Pronto em: 2 min

Sirva o pão com o queijo.

Iogurte

¾ de copo (175 g) de iogurte
desnatado natural

Suco de frutas

1 copo (240 mℓ) de suco de
laranja natural

Almoço

Abacate

½ abacate em cubos
1 colher de sopa de suco de limão

Tempo de preparo: 2 min / Pronto em: 2 min

Regue o abacate com o suco de limão e sirva.

Salmão com abobrinha

115 g de filé de salmão
1 colher de sopa de endro picado
2 abobrinhas médias fatiadas
1 colher de sopa de azeite de oliva

Tempo de preparo: 10 min / Tempo de cozimento: 15 min / Pronto em: 25 min

Grelhe o salmão por 5 minutos ou até o centro ficar opaco. Tempere com o endro. Refogue a abobrinha numa frigideira antiaderente com o azeite por mais ou menos 10 minutos. Sirva.

Iogurte

¾ de copo (175 g) de iogurte
desnatado natural

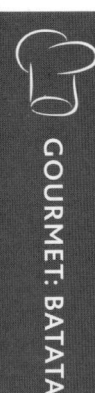

GOURMET: BATATA

Batata recheada

1 batata média (115 g)

1 colher de sopa de azeite de oliva

1 cebola picada

1 chalota picada

85 g de presunto magro em cubos pequenos

½ copo (35 g) de cogumelos *shiitake* em fatias finas

Sal e pimenta-do-reino

Tempo de preparo: 10 min / Tempo de cozimento: 35 min / Pronto em: 45 min

Coloque a batata numa panela com água fria e cozinhe em fogo alto por 25 minutos. Escorra e deixe esfriar. Corte a batata na metade e retire a polpa. Esquente o óleo numa frigideira antiaderente, adicione a cebola e a chalota e mexa até dourar. Adicione o presunto e os cogumelos e refogue por 4 minutos, mexendo de vez em quando. Adicione a polpa da batata e tempere com sal e pimenta. Recheie a batata. Coloque numa travessa com um pouco de água. Grelhe por 5 minutos (usando o *grill*). Sirva.

Queijo

½ copo (115 g) de queijo *cottage light*

Queijo

½ copo (115 g) de queijo *cottage light*

Fruta

1 copo (140 g) de abacaxi em pedaços

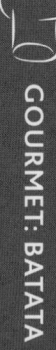

GOURMET: BATATA

Café da manhã

Pão sueco e queijo

2 pães suecos *light*
(aproximadamente 30 g)
2 colheres de sopa (30 g) de ricota
light

Tempo de preparo: 2 min / Pronto em: 2 min

Sirva o pão com a ricota.

Leite

1 copo (240 mℓ) de leite
desnatado

Fruta

¾ de copo (85 g) de uvas

Almoço

Salada de brotos de feijão

⅝ de copo (70 g) de brotos de
feijão
2 ramos de coentro picados
2 colheres de sopa de vinagrete
básico (ver página 172)

Tempo de preparo: 2 min / Pronto em: 2 min

Misture os brotos de feijão com o vinagrete e
o coentro e sirva.

Frango grelhado com verduras chinesas

115 g de peito de frango
½ colher de sopa de molho de
soja
1 copo (140 g) de verduras
chinesas congeladas

Tempo de preparo: 5 min / Tempo de cozimento: 15 min / Pronto em: 20 min

Tempere o frango com o molho de soja
e grelhe por 10 minutos ou até ficar bem
passado. Esquente as verduras. Sirva.

Fruta

¾ de copo (175 g) de frutas em
calda escorridas

GOURMET: BATATA

Panqueca de batatas (*rösti*) com hadoque defumado

1 copo (240 mℓ) de água

½ copo (120 mℓ) de leite desnatado

115 g de hadoque defumado

1 batata média (115 g) descascada

1 cebola picada fina

Sal e pimenta-do-reino

1 colher de óleo

2 colheres de sopa (30 g) de creme de leite *light*

1 chalota picada

6 ramos de salsinha picados

Tempo de preparo: 10 min / Tempo de cozimento: 30 min / Pronto em: 40 min

Esquente a água e o leite numa panela. Adicione o peixe e cozinhe por 10 minutos em fogo baixo. Escorra e reserve. Rale a batata em pedaços grossos numa tigela; adicione a cebola e tempere com um pouco de sal. Esquente o óleo numa frigideira antiaderente. Adicione a batata e, usando uma colher de pau, forme um disco. Cozinhe por 10 minutos ou até a formação de uma crosta. Com uma tampa ou um prato, vire a panqueca de batata e cozinhe por mais 10 minutos. Separe o hadoque em lascas numa tigela. Adicione o creme de leite e a chalota e misture com cuidado. Sirva sobre a panqueca de batata, salpicado com a salsinha.

Iogurte

¾ de copo (175 g) de iogurte desnatado natural

Fruta

1 copo (175 g) de frutas vermelhas congeladas

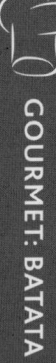

Café da manhã

Ovo e torrada

1 fatia (30 g) de pão integral
1 ovo médio cozido

Tempo de preparo: 3 min / Pronto em: 3 min

Toste o pão e sirva com o ovo.

Queijo

½ copo (115 g) de queijo *cottage light*

Almoço

Salada de tomates

1 copo (175 g) de tomates em cubos
2 colheres de sopa de vinagrete básico (ver página 172)

Tempo de preparo: 3 min / Pronto em: 3 min

Misture e sirva.

Hambúrguer com legumes

115 g de carne magra moída
115 g de legumes congelados
1 colher de chá de mostarda

Tempo de preparo: 5 min / Tempo de cozimento: 10 min / Pronto em: 15 min

Grelhe ou frite a seco o hambúrguer por 10 minutos ou até atingir o ponto desejado. Esquente os vegetais numa panela ou no micro-ondas. Sirva com a mostarda.

Iogurte

¾ de copo (175 g) de iogurte desnatado natural

Fruta

1 copo (175 g) de frutas vermelhas

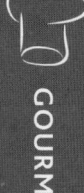

GOURMET: BATATA

Tartare de purê de batata

1 batata média (115 g) descascada
  e cortada em cubos grandes
¼ (60 mℓ) de leite desnatado
2 colheres de chá (10 g) de
  manteiga
115 g de atum *light* escorrido
½ copo (55 g) de picles
1 ramo de endro picado
1 colher de sopa de mostarda
Sal e pimenta branca

Iogurte

¾ de copo (175 g) de iogurte
  desnatado natural

Fruta

1 maçã

Tempo de preparo: 5 min / Tempo de cozimento: 25 min / Pronto em: 30 min

Cozinhe a batata no vapor por 25 minutos ou até ficar macia. Ferva o leite. Adicione a batata e a manteiga ao leite; amasse. Escorra o atum e separe-o em lascas. Escorra e fatie o picles. Misture a batata com o atum, o picles, o endro, a mostarda, o sal e a pimenta. Sirva.

GOURMET: BATATA

CAFÉ DA MANHÃ

Iogurte

¾ de copo (175 g) de iogurte
desnatado natural

Fruta

¾ de copo (175 g) de frutas em
calda escorridas

ALMOÇO

Salada de tomate e pepino

½ copo (55 g/1 pequeno) de
pepino em cubos

1 tomate médio em cubos

1 porção de vinagrete básico (ver
página 172)

Tempo de preparo: 5 min / Pronto em: 5 min

Combine todos os ingredientes e sirva.

Linguine com sardinha e funcho

1 colher de sopa de azeite de oliva

½ cebola picada

1 dente de alho com casca

1 funcho picado

115 g de filés de sardinha

2 colheres de sopa de vinho
branco

1 colher de chá de endro
desidratado

Sal e pimenta-do-reino

55 g de macarrão linguine

Tempo de preparo: 5 min / Tempo de cozimento: 15 min / Pronto em: 20 min

Esquente o óleo numa frigideira antiaderente e refogue a cebola. Adicione o alho, o funcho picado, a sardinha e o vinho branco. Tempere com endro, sal e pimenta. Remova o alho.

Enquanto isso, cozinhe o macarrão em água fervente com sal até ficar *al dente* e escorra. Cubra o linguine com a mistura de sardinha e funcho e sirva.

Pão

1 fatia (30 g) de pão integral

Queijo

½ copo de queijo *cottage light*

Fruta

1 copo (175 g) de salada de frutas

JANTAR

Gaspacho

Tempo de preparo: 10 min / Pronto em: 10 min

1 copo (175 g) de tomates em
pedaços

¼ de copo (55 g) de pimentão
vermelho

½ copo (55 g) de pepinos em
pedaços

¼ de copo (55 g) cebola picada

1 dente de alho picado

2 folhas de manjericão picadas

2 colheres de sopa (30 g) de
vinagre

1 pitada de *tabasco*

½ clara de ovo

Sal e pimenta a gosto

Bota todos os ingredientes no liquidificador por 4 minutos. Sirva.

Cordeiro temperado com cenouras

Tempo de preparo: 10 min / Tempo de cozimento: 20 min / Pronto em: 30 min

115 g de pernil de cordeiro

1 colher de chá de gengibre em pó

1 colher de chá de noz-moscada
em pó

1 copo (2 médias) de cenouras em
cubos

Tempere o cordeiro com o gengibre e a noz-moscada e grelhe por mais ou menos 20 minutos ou até atingir o ponto desejado. Enquanto isso, cozinhe a cenoura em água fervente ou no vapor e amasse até fazer um purê. Sirva.

Iogurte

¾ de copo (175 g) de iogurte
desnatado natural

Fruta

1 copo (175 g) de frutas vermelhas
frescas

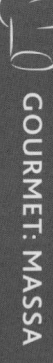

GOURMET: MASSA

Café da manhã

Chocolate quente

1 copo (240 mℓ) de leite desnatado

2 colheres de sopa de chocolate em pó

Tempo de preparo: 2 min / Tempo de aquecimento: 5 min / Pronto em: 7 min

Coloque o chocolate em pó numa xícara, adicione o leite e misture. Aqueça no micro-ondas por 3-5 minutos ou até esquentar. Misture e sirva.

Torrada com presunto

1 fatia (30 g) de pão integral

85 g de presunto defumado

Tempo de preparo: 2 min / Tempo de aquecimento: 3 min / Pronto em: 7 min

Toste o pão e sirva com o presunto.

Almoço

Espaguete com pinólis

55 g de espaguete

4 corações de alcachofra congelados

¼ de copo (40 g) de ervilhas congeladas

Sal e pimenta-do-reino

15 g (aprox. 40) de pinólis

1 colher de chá de azeite de oliva

1 dente de alho amassado

1 maço de manjericão picado

2 colheres de sopa (30 g) de parmesão ralado

1 maço de salsinha picada

Tempo de preparo: 5 min / Tempo de cozimento: 15 min / Pronto em: 20 min

Cozinhe o espaguete em água fervente com sal até ficar *al dente*. Escorra e reserve. Escalde os corações de alcachofra e as ervilhas em água por 5 minutos e escorra. Adicione uma pitada de sal.
Numa frigideira antiaderente, toste os pinólis até dourar levemente e reserve. Adicione o azeite e refogue o alho com a alcachofra escaldada e as ervilhas por um minuto. Adicione a massa, o manjericão, os pinólis e o queijo parmesão. Misture bem e decore com a salsinha. Sirva.

Fruta

1 copo (175 g) de melão

GOURMET: MASSA

Cenouras com cominho

½ copo (120 mℓ) de suco de limão
1 colher de chá de cominho em pó
1 copo (2 médias) de cenouras
  raladas

Tempo de preparo: 5 min / Pronto em: 5 min

Misture o suco de limão e o cominho e regue as cenouras. Sirva.

Filé de pargo grelhado com berinjela

85 g de filé de pargo
1 berinjela média fatiada
½ colher de sopa de suco de limão

Tempo de preparo: 20 min / Tempo de cozimento: 20 min / Pronto em: 40 min

Preaqueça o forno a 180 °C. Coloque a berinjela em água com sal por 20 minutos, depois escorra, lave e seque. Asse a berinjela por 20 minutos ou até ficar macia. Enquanto isso, grelhe ou frite a seco o pargo por 5-10 minutos ou até o interior ficar opaco e tempere com o suco de limão.

Iogurte

¾ de copo (175 g) de iogurte
  desnatado natural

Pera assada

1 pera pequena cortada na
  metade sem sementes
2 gotas de extrato de baunilha

Tempo de preparo: 2 min / Tempo de cozimento: 20 min / Pronto em: 22 min

Preaqueça o forno a 190 °C. Coloque a pera numa travessa, com uma gota do extrato de baunilha em cada metade. Asse por 20 minutos ou até ficar macia. Sirva.

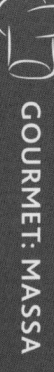

GOURMET: MASSA

Café da manhã

Torrada

Tempo de preparo: 2 min / Pronto em: 2 min

1 fatia (30 g) de pão integral

Toste o pão e sirva.

Queijo

½ copo (115 g) de queijo *cottage light*

Fruta

1 maracujá

Almoço

Salada mista

Tempo de preparo: 5 min / Pronto em: 5 min

½ abacate

2 tomates médios

115 g de camarão cozido

½ colher de sopa de vinagre balsâmico

Corte o tomate e o abacate em pedaços e misture com o camarão. Tempere com o vinagre balsâmico. Sirva.

Macarrão *orechiette* com legumes

Tempo de preparo: 10 min / Tempo de cozimento: 10 min / Pronto em: 20 min

1 (115 g) abobrinha descascada e cortada em juliana (tiras finas)

1 (85 g) cenoura descascada e cortada em juliana

1 alho-poró descascado e cortado em juliana

¼ de copo (20 g) de vagem-torta

¼ de copo (40 g) de pimentão amarelo em cubos

55 g de macarrão *orechiette*

3 colheres de sopa de azeite de oliva

2 colheres de sopa de salsinha picada

Sal e pimenta-do-reino

Escalde os vegetais em água fervente com sal por 2 minutos e coloque-os imediatamente em água gelada para interromper o processo de cozimento. Cozinhe a massa em água fervente com sal por 8 minutos ou até ficar *al dente*. Esquente o óleo numa frigideira antiaderente e refogue a salsinha picada. Adicione os legumes. Escorra a massa e misture com os vegetais. Tempere com sal e pimenta. Sirva.

Iogurte

¾ de copo (175 g) de iogurte
desnatado natural

Fruta

3 tangerinas

JANTAR

Sopa de verduras

1 copo (240 mℓ) de sopa de
verduras sem gordura (menos de
100 calorias por porção)

Tempo de preparo: 5 min / Pronto em: 5 min

Esquente no micro-ondas ou numa panela.
Sirva.

Frango

115 g (4 fatias) de peito de frango

Queijo

¼ de copo (55 g) de queijo ricota
light

Fruta

1 copo (175 g) de lichias em calda
escorridas

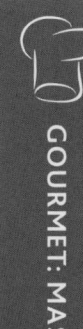

CAFÉ DA MANHÃ

Iogurte

¾ de copo (175 g) de iogurte
desnatado natural

Fruta

½ copo (115 g) de purê de maçã
sem açúcar

ALMOÇO

Macarrão *penne* com tomate, pimentão e queijo feta

2 colheres de chá de azeite de
oliva

½ copo (85 g) de pimentão
vermelho em cubos

3 colheres de sopa de molho de
tomate (ver página 175)

55 g de macarrão *penne rigate*
integral

Sal e pimenta-do-reino

⅓ de copo (55 g) de queijo feta
light em pedaços

Tempo de preparo: 5 min / Tempo de cozimento: 15 min / Pronto em: 20 min

Numa frigideira, esquente o óleo e frite o pimentão. Adicione o molho de tomate e cozinhe por 5 minutos. Cozinhe o macarrão em água fervente com sal até ficar *al dente*. Escorra e adicione ao molho de tomate. Tempere com o sal e a pimenta e salpique com o queijo feta. Misture e sirva.

Fruta

1 copo (140 g) de melancia em
pedaços

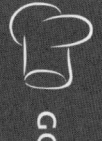

GOURMET: MASSA

Salada de camarão e espinafre

115 g de camarão cozido

1 punhado generoso de folhas de espinafre

1 colher de sopa de hortelã picada

½ colher de sopa de suco de limão

Tempo de preparo: 5 min / Pronto em: 5 min

Combine todos os ingredientes e sirva.

Sanduíche de manteiga de amendoim

1 colher de chá de manteiga de amendoim

1 fatia (30 g) de pão integral

Tempo de preparo: 2 min / Pronto em: 2 min

Passe a manteiga de amendoim no pão (tostado, se desejado). Sirva.

Queijo

30 g de queijo (americano, *cheddar*, parmesão)

Fruta

1 laranja pequena

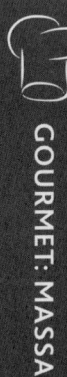

GOURMET: MASSA

CAFÉ DA MANHÃ

Fruta

¾ de copo (140 g) de frutas em
calda escorridas

Leite

1 copo (240 mℓ) de leite
desnatado

ALMOÇO

Salada de palmito

5 pedaços (140 g) de palmito

2 colheres de sopa de molho de
iogurte (ver página 174)

Tempo de preparo: 2 min / Pronto em: 2 min

Misture o palmito com o molho e sirva.

Macarrão *ziti* com espinafre e queijo

3 copos (85 g) de folhas de
espinafre

Sal e pimenta-do-reino

1 dente de alho amassado

55 g de macarrão *ziti*

2 colheres de sopa (30 g) de
parmesão ralado

1 colher de chá de azeite

Tempo de preparo: 5 min / Tempo de cozimento: 15 min / Pronto em: 20 min

Lave o espinafre, sacuda para secar e coloque numa frigideira antiaderente. Adicione o sal, a pimenta e o alho. Cozinhe por 10 minutos. Cozinhe a massa em água fervente com sal até ficar *al dente*. Retire o espinafre do fogo. Escorra a massa e combine com o espinafre, o parmesão e o azeite. Misture e sirva.

Fruta

¾ de copo (85 g) de uvas

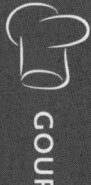

GOURMET: MASSA

Salada de ovos

2 ovos médios

1 colher de chá de *curry* em pó

1 punhado generoso de alface fatiada

1 colher de sopa de endro picado

1 porção de vinagrete básico (ver página 172)

Tempo de preparo: 5 min / Tempo de cozimento: 5 min / Pronto: em 10 min

Frite os ovos a seco ou faça ovos pochê e salpique com o *curry* em pó. Junte a alface e o endro e misture com o vinagrete. Cubra com os ovos e sirva.

Torrada

1 fatia (30 g) de pão integral

Tempo de preparo: 2 min / Pronto em: 2 min

Toste o pão e sirva.

Fruta

2 bolas (55 g) de *sorbet* de frutas

CAFÉ DA MANHÃ

Ovos e torrada

1 ovo médio

1 fatia (30 g) de pão integral

Tempo de preparo: 5 min / Tempo de cozimento: 6 min / Pronto em: 11 min

Encha uma panela com água até a metade e leve à fervura. Abaixe o fogo, adicione o ovo e cozinhe por 3-6 minutos. Toste o pão. Passe o ovo pela água fria e sirva com a torrada.

Queijo

½ copo (115 g) de queijo cottage light

ALMOÇO

Salada

¼ de copo (55 g) de repolho fatiado

2 colheres de sopa de vinagrete Básico (ver página 172)

Tempo de preparo: 2 min / Pronto em: 2 min

Misture o repolho com o molho e sirva.

Espaguete com mexilhões e abobrinha

2 (140 g) abobrinhas pequenas

115 g de mexilhões cozidos sem casca

1 colher de sopa de azeite de oliva

1 aipo picado

1 dente de alho amassado

2 colheres de sopa de vinho branco

Sal e pimenta-do-reino

1 colher de sopa de salsinha picada

55 g de espaguete

Tempo de preparo: 5 min / Tempo de cozimento: 15 min / Pronto em: 20 min

Lave a abobrinha e, com um descascador, raspe-a em sentido vertical para obter fatias. Numa panela grande, esquente o azeite e refogue o aipo e o alho. Adicione os mexilhões, as fatias de abobrinha, o vinho, o sal e a pimenta; cozinhe por 5 minutos com a tampa entreaberta. Deixe esfriar levemente.

Cozinhe o espaguete em água fervente com sal até ficar *al dente*. Escorra e junte com a abobrinha e os mexilhões. Adicione a salsinha picada. Misture e sirva.

Fruta

1 *kiwi*

Gaspacho

Tempo de preparo: 10 min / Pronto em: 10 min

1 copo (175 g) de tomates em pedaços

½ copo (55 g) de pepinos em pedaços

¼ de copo (55 g) de cebola picada

1 dente de alho picado

2 folhas de manjericão picadas

2 colheres de sopa (30 g) de vinagre

1 pitada de *tabasco*

½ clara de ovo

Sal e pimenta a gosto

Bata todos os ingredientes no liquidificador por 4 minutos. Sirva.

Bisteca de porco e legumes mistos

Tempo de preparo: 5 min / Tempo de cozimento: 10 min / Pronto em: 15 min

115 g de bisteca magra de porco

1 colher de chá de canela em pó

1 copo (85 g) de legumes mistos congelados

Grelhe as bistecas por mais ou menos 5 minutos ou até ficarem bem passadas; salpique com canela. Esquente as verduras numa panela ou no micro-ondas.

Fruta

1 copo (225 g) de morangos

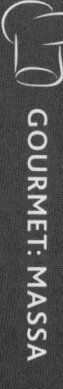

GOURMET: MASSA

CAFÉ DA MANHÃ

Sanduíche de geleia e manteiga de amendoim

1 fatia (30 g) de pão integral
1 colher de chá (7 g) de manteiga de amendoim
2 colheres de chá de geleia

Tempo de preparo: 2 min / Tempo de cozimento: 3 min / Pronto em: 5 min

Toste o pão, passe a manteiga e a geleia. Sirva.

ALMOÇO

Salada de muçarela

55 g de muçarela *light*
1 colher de sopa de vinagre balsâmico

Tempo de preparo: 3 min / Pronto em: 3 min

Fatie a muçarela, adicione vinagre balsâmico a gosto e sirva.

Macarrão primavera

½ copo (70 g) de abobrinha fatiada
1 copo (175 g) de tomates-cereja
½ copo (40 g) de vagem-torta
½ copo (40 g) de cogumelos fatiados
Sal e pimenta-do-reino
1 colher de sopa de azeite
1 colher de chá de suco de limão
55 g de macarrão *tagliatelle*
Alguns ramos de salsinha picados
1 maço de cebolinha-francesa fatiada

Tempo de preparo: 10 min / Tempo de cozimento: 10 min / Pronto em: 20 min

Lave a abobrinha, os tomates-cereja, a vagem-torta e os cogumelos. Faça fatias de abobrinha com um descascador de vegetais. Numa panela com meio copo de água, cozinhe as fatias de abobrinhas, a vagem-torta, os cogumelos e os tomates-cereja por 2 minutos. Adicione o sal e a pimenta, o azeite e o suco de limão.

Cozinhe a massa em água fervente com sal até ficar *al dente*. Escorra e coloque numa travessa. Adicione os vegetais e misture. Salpique com a pimenta e as ervas picadas. Sirva.

Fruta

1 copo (140 g) de salada de frutas

Gaspacho de hortelã e pepino

1 copo (140 g) de pepino em cubos
¼ de copo (55 g) de cebola picada
1 dente de alho picado
3 folhas de hortelã picadas
2 colheres de sopa (30 g) de vinagre
1 pitada de molho de pimenta *tabasco*
Sal e pimenta-do-reino

Tempo de preparo: 10 min / Pronto em: 10 min

Bata todos os ingredientes no liquidificador por 4 minutos. Sirva.

Bagre grelhado com noz--moscada e molho de soja

115 g de bagre
1 pitada de noz-moscada em pó
½ colher de sopa de molho de soja
½ copo (55 g) de cenoura em fatias
½ copo (55 g) de minimilho
1 colher de sopa de coentro picado

Tempo de preparo: 10 min / Tempo de cozimento: 15 min / Pronto em: 25 min

Grelhe ou frite a seco o bagre com a noz--moscada e o molho de soja até ficar no ponto ideal. Cozinhe no vapor as cenouras e o milho por 10 minutos e salpique com o coentro. Sirva.

Iogurte

¾ de copo (175 g) de iogurte desnatado natural

Fruta

1 maçã cozida com canela

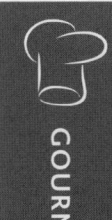

GOURMET: MASSA

Café da manhã

Torrada

Tempo de preparo: 3 min / Pronto em: 3 min

1 fatia (30 g) de pão de centeio
1 colher de chá (10 g) de manteiga

Toste o pão, passe a manteiga e sirva.

Iogurte

¾ de copo (175 g) de iogurte
desnatado natural

Almoço

Salada de abacate

Tempo de preparo: 10 min / Pronto em: 10 min

½ abacate
2 ovos médios cozidos, com a
gema dura
½ copo (55 g) de *coleslaw*
4 colheres de sopa de molho de
iogurte (ver página 174)

Combine os ingredientes e misture com o molho.

Iogurte

¾ de copo (175 g) de iogurte
desnatado natural

Fruta

1 pera pequena

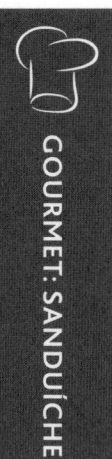

GOURMET: SANDUÍCHE

Sopa de verduras

1 copo de sopa de verduras sem gordura (menos de 100 calorias por porção)

Tempo de preparo: 5 min / Pronto em: 5 min

Esquente a sopa no micro-ondas ou numa panela. Sirva.

Sanduíche de carne de caranguejo

½ abacate

½ cebola picada (roxa ou branca)

Suco de ½ limão

½ *grapefruit*

2 fatias (55 g) de pão de centeio

115 g de carne de caranguejo

Tempo de preparo: 10 min / Pronto em: 10 min

Amasse o abacate e a cebola juntos e adicione o suco de limão. Descasque o *grapefruit* e corte em cubos. Passe o abacate amassado no pão de centeio e adicione a carne de caranguejo e os cubos de *grapefruit*. Feche o sanduíche com a outra fatia do pão de centeio. Sirva.

Queijo

30 g de queijo *cheddar*

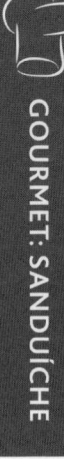

GOURMET: SANDUÍCHE

CAFÉ DA MANHÃ

Torrada

1 fatia (30 g) de pão com nozes

2 colheres de sopa de geleia

Tempo de preparo: 1 min / Tempo de cozimento: 3 min / Pronto em: 4 min

Toste o pão e e passe a geleia. Sirva.

Queijo

½ copo (115 g) de queijo *cottage light*

ALMOÇO

Salada de lombo canadense

4 fatias de lombo canadense

1 punhado de alface fatiada

1 colher de sopa de vinagre balsâmico

Tempo de preparo: 2 min / Tempo de cozimento: 8 min / Pronto em: 10 min

Frite o lombo canadense a seco, deixe esfriar e triture-o. Salpique sobre a alface e misture com o vinagre balsâmico. Sirva.

Sanduíche de queijo de cabra

115 g de queijo de cabra

30 g de creme azedo (*sour cream*)

2 fatias (55 g) de pão integral

1 ramo de folhas de tomilho picadas

Tempo de preparo: 10 min / Pronto em: 10 min

Misture o queijo com o creme. Passe no pão e grelhe na torradeira por alguns minutos. Salpique com as folhas de tomilho e sirva.

Fruta

2 tangerinas

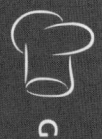

GOURMET: SANDUÍCHE

Peito de frango e legumes

115 g de peito de frango

½ colher de sopa de molho de soja

⅝ de copo (70 g) de brotos de feijão

½ copo (55 g) de brotos de bambu

¼ de copo (55 g) de buquês de brócolis

Iogurte

¾ de copo (175 g) de iogurte desnatado natural

Fruta

1 *kiwi*

Tempo de preparo: 10 min / Tempo de cozimento: 15 min / Pronto em: 25 min

Tempere o frango com o molho de soja e grelhe ou frite a seco até ficar bem passado. Cozinhe os legumes no vapor por 10 minutos. Sirva.

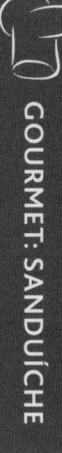

GOURMET: SANDUÍCHE

CAFÉ DA MANHÃ

Doce

1 (70 g) pão doce pequeno (menos
de 150 kcal por porção)

Leite

1 copo (240 mℓ) de leite
desnatado

ALMOÇO

Salada de muçarela e tomate

½ copo (85 g) de tomate em
fatias

55 g de muçarela

½ colher de sopa de vinagre
balsâmico

Tempo de preparo: 5 min / Pronto em: 5 min

Combine os ingredientes e sirva.

Iogurte

¾ de copo (175 g) de iogurte
desnatado natural

Fruta

1 fatia (140 g) de manga

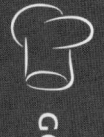

Alho-poró

2 alhos-porós fatiados na vertical

Tempo de preparo: 5 min / Tempo de cozimento: 10 min / Pronto em: 15 min

Cozinhe o alho-poró no vapor por 8 minutos ou até ficar macio. Sirva.

Tartine vegetariana

2 fatias (55 g) de pão *pumpernickel*

1 colher de sopa de azeite de oliva

1 colher de chá de mostarda Dijon

1 colher de sopa de suco de limão

1 punhado generoso de folhas de salada

5 rabanetes (85 g) em fatias finas

1 (30 g) tomate pequeno em fatias finas

¼ de copo (30 g) de pepino descascado, sem sementes, em fatias finas

2 ovos médios cozidos, com a gema dura, em fatias

1 colher de sopa de alcaparras

Sal e pimenta-do-reino

Tempo de preparo: 10 min / Pronto em: 10 min

Toste o pão. Combine o óleo, a mostarda e o suco de limão. Corte as folhas, os rabanetes, o tomate e o pepino em fatias finas. Coloque os vegetais no pão em camadas, começando com a alface. Regue com o vinagrete. Complete com as fatias de ovos, as alcaparras, o sal e a pimenta. Sirva.

Iogurte

¾ de copo (175 g) de iogurte desnatado natural

Fruta

1 laranja pequena

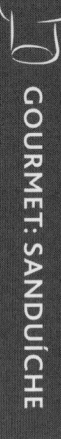

CAFÉ DA MANHÃ

Cereal

1 copo (240 mℓ) de leite desnatado

30 g de cereal integral sem açúcar (1 copo de cereal leve, como flocos de milho, ou ½ copo de cereal pesado, como farelo de trigo)

Tempo de preparo: 2 min / Pronto em: 2 min

Coloque o cereal e o leite numa tigela e sirva.

Oleaginosas

6 amêndoas

ALMOÇO

Salada

1 punhado de alface fatiada

4 colheres de sopa de vinagrete básico (ver página 172)

Tempo de preparo: 2 min / Pronto em: 2 min

Misture a alface e o vinagrete e sirva.

Omelete

2 ovos médios

Tempo de preparo: 2 min / Tempo de cozimento: 8 min / Pronto em: 10 min

Bata os ovos e cozinhe numa frigideira antiaderente em fogo médio, mexendo com frequência. Sirva.

Iogurte

¾ de copo (175 g) de iogurte desnatado natural

Fruta

½ *grapefruit*

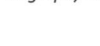

GOURMET: SANDUÍCHE

Sopa de tomate

Tempo de preparo: 5 min / Pronto em: 5 min

1 copo (240 mℓ) de sopa de tomate (menos de 100 calorias por porção)

Esquente numa panela ou no micro-ondas. Sirva.

Panini de parmesão

Tempo de preparo: 1 h 15 min / Pronto em: 1 h 15 min

115 g de carne magra para *carpaccio*

1 colher de chá de manjericão picado

Suco de ¼ de limão

Sal e pimenta-do-reino

55 g de pão integral para cachorro-quente

2 folhas de alface

2 colheres de sopa (30 g) de lascas de parmesão

Coloque a carne no congelador por 1 hora, depois transfira para um prato. Combine o manjericão e o suco de limão e regue sobre a carne. Tempere com o sal e a pimenta, salpique com as alcaparras e deixe marinando por pelo menos 10 minutos. Toste o pão e faça um sanduíche com a alface, o *carpaccio* e as lascas de parmesão. Sirva.

ou

Sanduíche sueco

Tempo de preparo: 10 min / Pronto em: 10 min

½ copo (115 g) de queijo *cottage light*

¼ de copo de pepino (30 g/meio, pequeno) em cubos

1 colher de chá de suco de limão

55 g de pão de hambúrguer integral

115 g de salmão defumado

Alguns ramos de endro

Misture o queijo *cottage* com o pepino e o suco de limão. Corte o pão ao meio e passe o creme de pepino. Corte o salmão em fatias finas e coloque no pão. Decore com ramos de endro. Sirva.

Sorbet

2 bolas (55 g) de *sorbet* de frutas

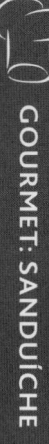

GOURMET: SANDUÍCHE

Café da manhã

Torrada

1 fatia (30 g) de pão integral

Tempo de preparo: 3 min / Pronto em: 3 min

Toste o pão e sirva.

Vitamina de frutas

Suco de 1 tangerina

1 tangerina descascada e sem sementes

1 maçã pequena descascada, sem sementes e em pedaços

1 copo (55 g) de cenoura ralada

Suco de 1 limão

1 copo (240 mℓ) de leite desnatado

1 colher de chá de adoçante

Tempo de preparo: 3 min / Pronto em: 3 min

Bata todos os ingredientes no liquidificador até a mistura ficar cremosa e homogênea. Sirva gelada ou com gelo.

Queijo

30 g de queijo (americano, *cheddar*, parmesão)

Almoço

Salada de frango

115 g de peito de frango em cubos

1 copo (55 g) de cenoura ralada

1 copo (55 g) de aipo em cubos

2 colheres de sopa de molho de iogurte (ver página 174)

Tempo de preparo: 3 min / Tempo de cozimento: 10 min / Pronto em: 13 min

Grelhe o peito de frango por 10 minutos ou até ficar bem passado. Misture o frango, a cenoura e o aipo com o molho. Sirva.

Fruta

1 pera pequena

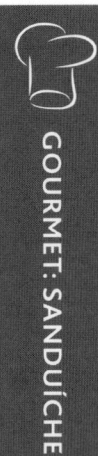

GOURMET: SANDUÍCHE

Sopa de abobrinha

Tempo de preparo: 5 min / Pronto em: 5 min

1 copo (240 mℓ) de sopa de abobrinha (menos de 100 calorias por porção)

Esquente numa panela ou no micro-ondas. Sirva.

Sanduíche de atum e ovo

Tempo de preparo: 10 min / Pronto em: 10 min

1 cebola picada

55 g de atum em conserva *light*, escorrido

1 colher de chá de mostarda Dijon

½ copo (115 g) de queijo *cottage light*

½ colher de sopa de suco de limão

Sal e pimenta-do-reino

2 fatias (55 g) de pão italiano

1 ovo médio cozido com a gema dura

1 ramo de salsinha picado

Misture a cebola, a mostarda, o queijo *cottage* e o suco de limão. Adicione o sal e a pimenta. Passe a mistura no pão. Adicione o ovo em fatias e a salsinha. Sirva.

ou

Sanduíche sueco

(ver página 239)

Fruta

1 *kiwi*

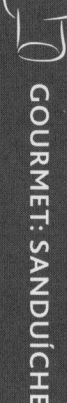

GOURMET: SANDUÍCHE

CAFÉ DA MANHÃ

Bagel

½ *bagel* integral

Tempo de preparo: 5 min / Pronto em: 5 min

Toste o *bagel* e sirva.

Iogurte

2 colheres de chá de mel

¾ de copo (175 g) de iogurte desnatado natural

Tempo de preparo: 1 min / Pronto em: 1 min

Misture o mel com o iogurte e sirva

ALMOÇO

Tilápia ao forno com legumes mistos

2 cebolinhas picadas

1 colher de sopa de gengibre fatiado

½ colher de chá de pimenta calabresa

115 g de tilápia (ou outro peixe)

2 colheres de sopa de vinho branco

1 copo (85 g) de legumes mistos congelados

Tempo de preparo: 10 min / Tempo de cozimento: 30 min / Pronto: em 40 min

Preaqueça o forno a 200 °C. Misture a cebolinha, o gengibre e a pimenta e coloque numa folha de papel-manteiga numa travessa. Limpe o peixe bem, por dentro e por fora, seque com papel-toalha, tempere com sal e coloque sobre a mistura. Adicione o vinho e faça um embrulho. Asse por 15 minutos, vire o embrulho e continue assando por 10-15 minutos, até o garfo penetrar facilmente na parte mais grossa do peixe. Enquanto isso, esquente os legumes numa panela ou no micro-ondas. Transfira o peixe para um prato quente com o molho e sirva com os legumes.

Iogurte

¾ de copo (175 g) de iogurte desnatado natural

Fruta

1 maçã em pedaços com canela

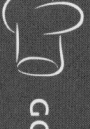

Sopa de abóbora

1 copo (240 mℓ) de sopa de abóbora (menos de 100 calorias por porção)

Tempo de preparo: 5 min / Pronto em: 5 min

Esquente a sopa numa panela ou no micro--ondas. Sirva.

Sanduíche rústico

2 cebolas em fatias
115 g de fígado em fatias finas
2 fatias (55 g) de pão integral
Sal e pimenta-do-reino

Tempo de preparo: 5 min / Tempo de cozimento: 5 min / Pronto em: 10 min

Cozinhe as cebolas no micro-ondas com algumas gotas de água por 3 minutos ou até ficarem macias. Frite o fígado numa frigideira antiaderente por 5 minutos e adicione a cebola. Faça o sanduíche com o fígado e a cebola. Tempere com sal e pimenta a gosto. Sirva.

Queijo

¼ de copo (55 g) de ricota *light*

Fruta

1 copo (175 g) de salada de frutas

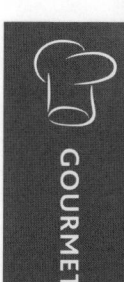

CAFÉ DA MANHÃ

Torrada

1 fatia (30 g) de pão integral
2 colheres de chá de geleia

Tempo de preparo: 3 min / Pronto em: 3 min

Toste o pão, passe a geleia e sirva.

Iogurte

¾ de copo (175 g) de iogurte
  desnatado natural

ALMOÇO

Hambúrguer com legumes

115 g de carne magra moída
1 copo (85 g) de vegetais mistos
1 colher de chá de *ketchup*

Tempo de preparo: 2 min / Tempo de cozimento: 10 min / Pronto em: 12 min

Grelhe ou frite a seco o hambúrguer por 10 minutos ou até atingir o ponto desejado. Cozinhe os vegetais no vapor. Sirva o hambúrguer com o *ketchup* e com os vegetais.

Queijo

¼ de copo (55 g) de ricota *light*

Fruta

1 copo (140 g) de abacaxi em
  pedaços

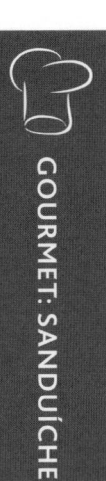

GOURMET: SANDUÍCHE

Sopa de miojo

1 copo de miojo (menos de 100 calorias por porção)

Tempo de preparo: 5 min / Pronto em: 5 min

Esquente numa panela ou no micro-ondas de acordo com as instruções da embalagem. Sirva.

Sanduíche de frango ao *curry*

115 g de peito de frango

⅓ de copo de iogurte desnatado natural

1 colher de chá de *curry* em pó

Folhas de alface fatiadas

2 fatias (55 g) de pão integral com passas

Tempo de preparo: 5 min / Tempo de cozimento: 10 min / Pronto em: 15 min

Frite o frango a seco numa frigideira antiaderente por 5 minutos ou até ficar bem passado. Transfira para um prato e desfie em tiras finas. Misture o iogurte com o *curry* em pó e adicione o frango. Coloque a alface no pão seguida do frango. Salpique com um pouco mais de *curry* em pó. Sirva.

Iogurte

⅓ de copo (85 g) de iogurte desnatado natural

Fruta

8 lichias frescas

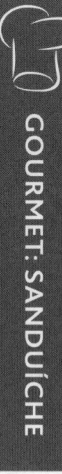

Café da manhã

Torrada

Tempo de preparo: 3 min / Pronto em: 3 min

1 fatia (30 g) de pão de centeio
1 colher de chá (10 g) de manteiga

Toste o pão, passe a manteiga e sirva.

Iogurte

¾ de copo (175 g) de iogurte
  desnatado natural

Fruta

1 copo de suco de laranja natural

Almoço

Salada mediterrânea

Tempo de preparo: 10 min / Pronto em: 10 min

½ abacate
1 ovo médio cozido
1 copo (175 g) de tomates em
  cubos
½ copo de pepino (55 g/
  1 pequeno) em cubos
2 colheres de sopa de vinagrete
  básico (ver página 172)

Combine os ingredientes e sirva.

Iogurte

¾ de copo (175 g) de iogurte
  desnatado natural

Fruta

1 pera pequena

GOURMET: VEGETARIANO

Grão-de-bico e tomate

½ copo (85 g) de grão-de-bico em conserva ou cozido

3 colheres de sopa de molho de tomate (ver página 175)

Tempo de preparo: 3 min / Pronto em: 3 min

Misture e sirva.

Pimentão recheado

2 pimentões verdes

⅓ de copo (55 g) de arroz integral

4 tomates em cubos

2 cebolas picadas

1 ovo médio

Sal e pimenta-do-reino

2 colheres de sopa (30 g) de creme azedo (*sour cream*)

1 colher de sopa de salsinha picada

Tempo de preparo: 10 min / Tempo de cozimento: 60 min / Pronto em: 70 min

Preaqueça o forno a 200 °C. Corte o topo dos pimentões, remova as sementes e escalde por 3 minutos. Lave o arroz e coloque numa panela com um copo (240 mℓ) de água; ferva em fogo alto. Abaixe o fogo, cubra e cozinhe por 20 minutos. Desligue o fogo e deixe o arroz descansar por 10 minutos.

Enquanto isso, esquente o tomate e a cebola numa frigideira antiaderente até ficarem macios ou aqueça no micro-ondas por 3 minutos. Bata o ovo e misture com os tomates, a cebola e o arroz. Tempere com o sal e a pimenta. Recheie os pimentões com a mistura e cubra com o creme. Asse por 30 minutos. Decore com a salsinha e sirva.

Vitamina de morango

1 copo (240 mℓ) de leite desnatado

1 copo (225 g) de morangos

Tempo de preparo: 5 min / Pronto em: 5 min

Bata o leite e os morangos no liquidificador até a mistura ficar cremosa e homogênea.

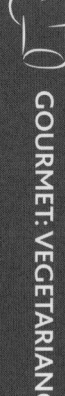

GOURMET: VEGETARIANO

CAFÉ DA MANHÃ

Sanduíche de manteiga de amendoim e geleia

1 fatia (30 g) de pão integral

3 colheres de chá de manteiga de amendoim

2 colheres de chá de geleia

Tempo de preparo: 3 min / Pronto em: 3 min

Toste o pão, passe a manteiga de amendoim e a geleia. Sirva.

Queijo

½ copo (115 g) de queijo *cottage light*

ALMOÇO

Hambúrguer vegetariano com legumes no vapor

2 hambúrgueres vegetarianos

2-3 copos de legumes mistos (tomates, cenouras, brócolis, etc.)

Tempo de preparo: 5 min / Tempo de cozimento: 15 min / Pronto em: 20 min

Frite a seco os hambúrgueres por 15 minutos (ou de acordo com as instruções da embalagem). Enquanto isso, cozinhe os legumes no vapor ou no micro-ondas. Sirva.

Iogurte

¾ de copo (175 g) de iogurte desnatado natural

Fruta

1 maçã

Tortillas de feijão-preto e cogumelos

1 cebola picada

1 copo (70 g) de cogumelos picados

1 tomate picado

1 colher de sopa de azeite de oliva

½ copo (85 g) de feijão-preto cozido

2 aipos picados

1 colher de sopa de molho de soja

½ colher de chá de sálvia picada

Sal e pimenta-do-reino

2 *tortillas* mexicanas integrais (15 cm de diâmetro)

Iogurte

¾ de copo (175 g) de iogurte desnatado natural

Fruta

1 *kiwi*

Tempo de preparo: 5 min / Tempo de cozimento: 23 min / Pronto em: 28 min

Preaqueça o forno a 190 °C. Frite a cebola, os cogumelos e o tomate no azeite. Coloque numa travessa com o feijão, o aipo e o molho de soja. Asse por 10 minutos e tempere com a sálvia, o sal e a pimenta. Recheie as *tortillas* com a mistura, enrole e asse mais 10 minutos para aquecer. Sirva.

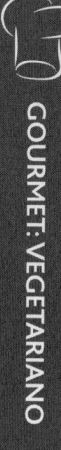

GOURMET: VEGETARIANO

CAFÉ DA MANHÃ

Torrada integral

1 fatia (55 g) de pão integral
2 colheres de chá (10 g) de
manteiga

Tempo de preparo: 3 min / Pronto em: 3 min

Toste o pão, passe a manteiga e sirva.

Chocolate quente

1 copo (240 mℓ) de leite
desnatado
2 colheres de sopa de chocolate
em pó

*Tempo de preparo: 2 min / Tempo de cozimento: 5 min /
Pronto em: 7 min*

Coloque o chocolate em pó numa xícara,
adicione o leite e misture. Leve ao micro-
-ondas por 3-5 minutos ou até aquecer.
Misture e sirva.

ALMOÇO

Salada de muçarela e tomate

2 tomates médios picados
55 g de muçarela *light* em fatias
½ copo (115 g) de milho
2 colheres de sopa de vinagrete
básico (ver página 172)

Tempo de preparo: 10 min / Pronto em: 10 min

Combine os ingredientes e sirva.

Iogurte

¾ de copo (175 g) de iogurte
desnatado natural

Fruta

1 fatia (140 g) de manga

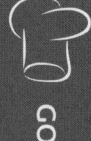

GOURMET: VEGETARIANO

Alho-poró

2 alhos-porós fatiados na vertical

2 colheres de sopa de vinagrete básico (ver página 172)

Tempo de preparo: 5 min / Tempo de cozimento: 8 min / Pronto em: 13 min

Cozinhe o alho-poró no vapor por 8 minutos ou até ficar macio. Misture com o vinagrete e sirva.

Pudim de aspargos

2 fatias (55 g) de pão

¼ de copo (60 mℓ) de leite desnatado

140 g (aprox. 10) de aspargos médios, com 3 cm da base descartada

1 ovo médio batido

Sal e pimenta-do-reino

1 pitada de noz-moscada

Alguns ramos de cerefólio

Tempo de preparo: 5 min / Tempo de cozimento: 40 min / Pronto em: 45 min

Preaqueça o forno a 190 °C. Deixe o pão de molho num pouco de leite. Cozinhe os aspargos no vapor por 10 minutos ou até ficarem macios e escorra. Reserve 5 aspargos. Corte os aspargos restantes em pedaços pequenos e amasse com o pão. Adicione o ovo e o leite restante. Acrescente o sal, a pimenta, a noz-moscada e o cerefólio. Coloque a massa numa travessa antiaderente e decore com os aspargos reservados. Asse por 30 minutos. Sirva.

Queijo

30 g de queijo (americano, *cheddar*, parmesão)

Fruta

1 laranja

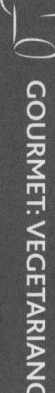

GOURMET: VEGETARIANO

CAFÉ DA MANHÃ

Panqueca

Tempo de preparo: 2 min / Pronto em: 2 min

1 panqueca

1 colher de sopa de xarope de
bordo (*maple syrup*)

Aqueça a panqueca, cubra com o xarope e
sirva.

Iogurte

¾ de copo (175 g) de iogurte
desnatado natural

ALMOÇO

Salada de alface e cenoura

Tempo de preparo: 5 min / Pronto em: 5 min

1 copo (55 g) de alface americana
ou romana fatiada

1 copo (115 g) de cenoura ralada

2 colheres de sopa de molho de
iogurte (ver página 174)

Misture a alface e a cenoura com o vinagrete
e sirva.

Queijo quente

*Tempo de preparo: 2 min / Tempo de cozimento: 3 min /
Pronto em: 5 min*

2 fatias (55 g) de queijo
(americano, *cheddar*, parmesão)

2 fatias (55 g) de pão integral

Faça um sanduíche com o queijo e toste no
forno convencional ou no forno elétrico até o
queijo derreter. Sirva.

Leite

1 copo (240 mℓ) de leite
desnatado

Fruta

1 laranja

GOURMET: VEGETARIANO

Salada de lentilhas e legumes

¼ de copo (50 g) de lentilhas (para ½ copo de lentilhas cozidas)

¼ de copo (55 g) de tomates em cubos

¼ de copo (½) de cenoura ralada

¼ de copo (15 g) de minimilho

1 colher de sopa de coentro picado

1 porção de vinagrete de tomate e frutas cítricas (ver página 173)

Tempo de preparo: 15 min / Tempo de cozimento: 20 min / Pronto em: 35 min

Lave as lentilhas. Ferva com ¾ de copo (175 mℓ) de água numa panela em fogo alto, abaixe o fogo e cozinhe por mais ou menos 20 minutos ou até as lentilhas ficarem macias. Combine todos os ingredientes, adicione o vinagrete e sirva.

Iogurte

¾ de copo (175 g) de iogurte desnatado natural

Purê de maçã

1 maçã descascada e picada

Canela

Tempo de preparo: 3 min / Tempo de cozimento: 15 min / Pronto em: 18 min

Cozinhe a maçã com ½ copo (120 mℓ) de água numa panela em fogo alto ou até ficar macia. Amasse e salpique com canela a gosto. Sirva.

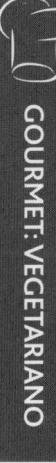

GOURMET: VEGETARIANO

Café da manhã

Torrada

1 fatia (30 g) de pão artesanal
2 colheres de chá (10 g) de
manteiga

Tempo de preparo: 3 min / Pronto em: 3 min

Toste o pão, passe a manteiga e sirva.

Iogurte

¾ de copo (175 g) de iogurte
desnatado natural

Fruta

1 maçã

Almoço

Omelete de cogumelos

½ copo (30 g) de cogumelos
fatiados
2 ovos médios
2 colheres de sopa (30 g) de
creme azedo (*sour cream*)
2 colheres de sopa (30 g) de
parmesão ralado

Tempo de preparo: 5 min / Tempo de cozimento: 10 min / Pronto em: 15 min

Aqueça os cogumelos numa frigideira antiaderente em fogo médio. Enquanto isso, bata os ovos, o creme e o queijo parmesão. Adicione os cogumelos e cozinhe por 8 minutos.

Fruta

1 banana pequena

Salada de beterraba e grão-de-bico

1 beterraba média cozida, em cubos

½ copo (85 g) de grão-de-bico enlatado escorrido

2 colheres de sopa de vinagrete básico (ver página 172)

Tempo de preparo: 10 min / Pronto em: 10 min

Misture os legumes com o vinagrete e sirva.

Pizza de pão sírio

1 (55 g) pão sírio integral

3 colheres de sopa de molho de tomate (ver página 175)

2 tomates médios fatiados

1 cebola fatiada

3 colheres de sopa de azeitonas pretas cortadas na metade

2 colheres de sopa (30 g) de parmesão ralado

1 colher de sopa de orégano triturado

Tempo de preparo: 5 min / Tempo de cozimento: 15 min / Pronto em: 20 min

Preaqueça o forno a 200 °C. Corte o pão sírio ao meio. Passe um pouco de molho de tomate em cada metade. Adicione os tomates, as cebolas, as azeitonas, o queijo e o orégano. Asse por 15 minutos. Sirva.

Fruta

½ grapefruit

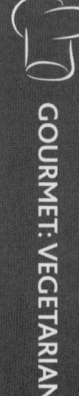

GOURMET: VEGETARIANO

Café da manhã

Cereal

1 copo (240 mℓ) de leite desnatado

30 g de cereal integral sem açúcar (1 copo de cereal leve, como flocos de milho, ou ½ copo de cereal pesado, como farelo de trigo)

Tempo de preparo: 2 min / Pronto em: 2 min

Coloque o cereal e o leite numa tigela e sirva.

Oleaginosas

6 nozes

Fruta

1 *kiwi*

Almoço

Salada jardineira

1 punhado generoso de alface

½ copo de pepino (1 pequeno) em cubos

1 punhado de tomates-cereja cortados ao meio

55 g de proteína de soja texturizada

¼ de copo (30 g) de queijo em cubos

2 colheres de sopa de molho de iogurte (ver página 174)

Tempo de preparo: 15 min / Pronto em: 15 min

Coloque a proteína de soja numa tigela. Cubra com água fervente e aguarde 3 minutos. Escorra. Combine todos os ingredientes e sirva.

Fruta

1 copo (140 g) de abacaxi em pedaços

Chili vegetariano

1 cebola em cubos

¼ de colher de sopa de cominho em pó

¼ de colher de chá de pimenta-
-caiena em pó

1 colher de chá de azeite de oliva

2 dentes de alho amassados

1 copo de pimentões verdes (2 médios) em cubos

1 lata (400 g) de tomates pelados

½ copo (85 g) de feijão cozido

¼ de copo (55 g) de milho verde em conserva escorrido

Sal e pimenta-do-reino

Algumas folhas de coentro

Tempo de preparo: 5 min / Tempo de cozimento: 20 min / Pronto em: 25 min

Numa frigideira antiaderente, refogue a cebola e as especiarias no azeite por 1 minuto. Adicione o alho e os pimentões e cozinhe por 1 minuto. Adicione os tomates e 1 copo (240 mℓ) de água e leve à fervura. Adicione o feijão e o milho. Cozinhe por 15 minutos. Tempere com o sal e a pimenta. Decore com o coentro e sirva.

Queijo

30 g de queijo (americano, *cheddar*, parmesão)

Sorbet

2 bolas (55 g) de *sorbet* de morango

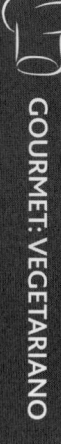

GOURMET: VEGETARIANO

Café da manhã

Pão sueco com *gouda*

2 fatias de pão sueco *light*
   (aproximadamente 30 g)
30 g de queijo *gouda*

Tempo de preparo: 2 min / Pronto em: 2 min

Faça um sanduíche com o pão e o queijo e sirva.

Oleaginosas

12 amêndoas

Fruta

1 copo (115 g) de uvas

Almoço

Macarrão *lamen*

½ copo (115 g) de macarrão *lamen*
   (para 1 ½ copo de massa cozida)
½ copo (85 g) de feijão cozido ou
   enlatado, lavado e escorrido
1 copo (85 g) de verduras chinesas
   congeladas
1 colher de chá de óleo de
   gergelim

Tempo de preparo: 5 min / Tempo de cozimento: 4 min / Pronto em: 9 min

Ferva 1 copo de água com sal, adicione o macarrão *lamen* e cozinhe por aproximadamente 4 minutos (ou de acordo com as instruções da embalagem). Enquanto isso, aqueça os vegetais numa panela ou no micro-ondas. Combine todos os ingredientes e sirva.

Iogurte

¾ de copo (175 g) de iogurte
   desnatado natural

Fruta

8 lichias frescas

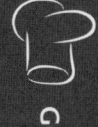

GOURMET: VEGETARIANO

Salada de cenoura

2 cenouras médias

Suco de limão a gosto

Tempo de preparo: 3 min / Pronto em: 3 min

Descasque e rale as cenouras, tempere com o suco de limão e sirva.

Tofu frito com pimentões verdes

115 g de *tofu* firme, escorrido e cortado em cubos

1 colher de chá de óleo de gergelim

2 pimentões verdes médios picados

3 colheres de sopa de molho de soja

Sal e pimenta-do-reino

Tempo de preparo: 5 min / Tempo de cozimento: 8 min / Pronto em: 13 min

Frite o *tofu* no óleo numa frigideira antiaderente até dourar. Adicione o pimentão verde, o molho de soja, o sal e a pimenta. Mexa, tampe e cozinhe por 5-6 minutos. Sirva.

Iogurte

½ copo (115 g) de iogurte desnatado natural

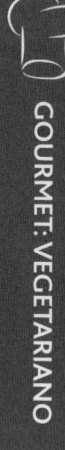

GOURMET: VEGETARIANO

PARTE 4

SEU PESO IDEAL PARA TODA A VIDA

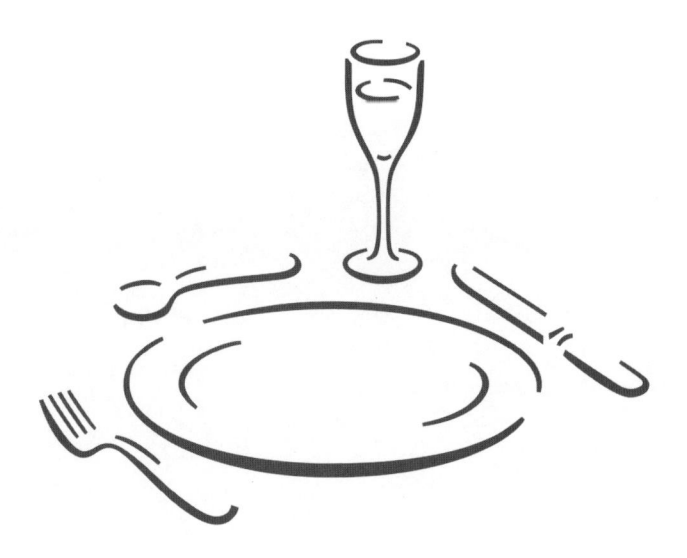

CAPÍTULO 9

COMENDO FORA DE CASA

Quando se está de dieta, é difícil imaginar-se aceitando um convite para jantar fora, onde se estará cercado de tentações. É quase uma tortura voluntária. E é fácil sentir-se culpado por entrar num restaurante de *fast-food* ou se empanturrar de *pizza*. Todos temos momentos de fraqueza. Mas quando se tem um plano para lidar com situações como essas, é possível fazer boas escolhas ao comer fora de casa. Convém, por exemplo, ter um copo de água do lado direito de sua taça de vinho. Sua mão provavelmente encontrará primeiro o copo de água, poupando 70 calorias. É extremamente importante não abandonar a vida social só por causa da dieta. Veja as dicas a seguir para comer em diferentes tipos de restaurantes. Lembre-se de que o maior obstáculo que você vai encontrar ao comer fora é o tamanho das porções. Então, não hesite em parar de comer quando se sentir satisfeito e leve o que sobrar para casa!

AMERICANO

Para a entrada, escolha uma fatia fina de salmão defumado com uma fatia de torrada sem manteiga; ou seis ostras ou os outros frutos do mar (exceto ostras) à vontade, com duas colheres de chá de molho *rosé* ou vinagrete; ou uma salada à sua escolha. Para o prato principal, peça 115 g de carne ou equivalente, de preferência grelhada ou no vapor, com duas colheres de sopa de molho; e uma salada verde; e quatro colheres de sopa de carboidratos permitidos (ver página 79) ou duas fatias de pão. Para a sobremesa, escolha entre uma taça (125 mℓ) de vinho; ou duas bolas (do tamanho de uma bola de golfe) de *sorbet*; ou meio pedaço de torta.

CHINÊS

Para a entrada, escolha entre quatro pastéis no vapor de camarão, carne ou caranguejo; ou um rolinho-primavera com uma salada de camarão ou de carne de caranguejo. Para o prato principal, peça 115 g de carne ou equivalente com duas colheres de chá de molho; e vegetais refogados; e uma tigela pequena de arroz. Para a sobremesa, escolha entre duas bolas (do tamanho de uma bola de golfe) de *sorbet* ou doze lichias frescas ou uma fatia de manga ou abacaxi.

FRANCÊS

Para a entrada, escolha sopa de cebola ou *tartare* de salmão ou salada de queijo de cabra tostado ou salada *niçoise* (atum, ovos e azeitonas pretas). Para o prato principal, peça um *onglet* (corte semelhante à fraldinha) ao molho de pimenta ou *coq au vin* ou *boeuf bourguignon* (cozido de carne) ou mexilhões em molho de vinho branco e alho. Você pode optar por uma ou duas taças (125 mℓ) de vinho ou uma sobremesa. Se escolher a sobremesa, suas opções são duas bolas (55 g) de *sorbet* da casa ou *mousse* de chocolate, ou pera ao vinho com molho de chocolate ou um pedaço de torta de frutas.

INDIANO

Comparada à riqueza de pratos principais da culinária indiana, as opções de entradas são relativamente limitadas, então vá direto para o prato principal. Escolha uma *thali* (uma refeição indiana completa) regular ou vegetariana; ou *aloo chole* (grão-de-bico ao *curry* com batatas) e verduras ao *tandoori* (vegetais mistos marinados). Outra possibilidade é o frango *tandoori* (frango assado servido com osso); ou cordeiro *jalfrezi* (cordeiro ao *tandoori* com tomates, cebolas e especiarias exóticas); ou frango *tikka masala*; todos os três com *raita* de pepino; e uma pequena tigela de arroz (puro, *pilau* ou integral) ou 1 *naan*. Para a sobremesa, escolha uma salada de frutas; ou 1 *lassi* de manga; ou duas bolas (55 g) de *sorbet* de frutas; ou 1 *chai* (chá *masala*).

ITALIANO

Evite molhos como alfredo e carbonara, que são preparados com creme de leite e, portanto, muito gordurosos. Também evite pratos à parmegiana (berinjela, frango, vitela, etc.), já que eles são empanados, fritos e cobertos com queijo. Em vez disso, escolha um molho de tomate leve com macarrão e uma salada como acompanhamento. Consuma uma quantidade moderada de queijo com seus pratos italianos e escolha carne, peixe ou frango grelhados como prato principal.

Japonês

Quando pensamos em culinária japonesa, pensamos em *sushi*. Sim, ele pode ser saudável, mas lembre-se de que o arroz é temperado com sal, vinagre e açúcar, sorrateiramente adicionando calorias. Além do mais, o *sushi* é servido em porções pequenas e é fácil comer em excesso. Respire fundo e aprecie cada bocado. Para a entrada, peça uma sopa *missô*. Para o prato principal, peça dez *sashimi*; ou dez *sushi*; ou dez maki. Para a sobremesa, escolha uma salada de frutas; ou duas bolas de *sorbet* (55 g, do tamanho de uma bola de golfe) de *matcha* (chá verde).

Mexicano

Arroz, feijão e *tortillas* podem ser saudáveis e saciar a fome, desde que não estejam sobrecarregados com queijo e creme. Uma tostada com um queijo de baixo teor de gordura é uma boa opção. Escolha uma *salsa* picante para dar sabor à sua refeição sem adicionar muitas calorias.

Fast-food

Se você está com pressa, simplesmente peça com cuidado. Siga os seguintes conselhos:

• Hambúrgueres/Frango

Um *cheeseburguer* com condimentos (300 calorias) e uma salada com uma colher de sopa de vinagrete balsâmico com baixo teor de gordura (55 calorias), um iogurte de frutas (160 calorias) e uma garrafa de água ou uma lata de refrigerante *diet* (zero calorias); ou seis *nuggets* de frango (280 calorias), mais uma salada com uma colher de sopa de vinagrete balsâmico com baixo teor de gordura (55 calorias), duas fatias de maçã (30 calorias), leite semidesnatado (100 calorias). Os maiores culpados em cadeias de *fast-food* são os acompanhamentos como batatas fritas e refrigerantes, e não os hambúrgueres.

- *Pizza*

Se você está com muita vontade de comer *pizza*, substitua um almoço da dieta por uma fatia, acompanhada por um pedaço de fruta. Não se esqueça, no entanto, de que a *pizza* tem um baixo nível de saciedade. Escolha uma pizzaria independente, em vez de uma pertencente a uma cadeia de restaurantes e escolha uma *pizza* de massa fina tradicional Peça uma *pizza Margherita* (tomate, manjericão e muçarela) ou vegetariana, sem muitos ingredientes. Prefira as opções com pouco queijo e evite comer a borda, que equivale a uma porção extra de pão.

- **Sanduíches**

Se a única opção disponível for fazer ou comprar um sanduíche, não faz mal. Não se sinta culpado. Pegue duas fatias de pão integral ou de centeio; ou 1 pão sírio. Adicione 115 g de carne magra (presunto, carne, frango) ou atum *light*, ou dois ovos médios cozidos, ou 55 g de queijo (*cheddar*, suíço ou muçarela). Combine com os vegetais que desejar (tomates e alface) e também suco de limão, mostarda e picles. Evite manteiga, margarina, maionese e azeite. Coma o sanduíche com um pedaço de fruta. A fruta proporciona açúcar extra, aumenta seu consumo de fibras e o ajuda a se sentir saciado até o jantar.

DESEJOS E OUTROS OBSTÁCULOS

Todos temos dificuldades quando estamos de dieta. A seguir descrevo alguns obstáculos comuns e dicas de como superá-los e seguir adiante.

Estou com fome

Fome é um sinal de saúde. É normal sentir fome antes de uma refeição. E nos primeiros dias de uma dieta você obviamente sentirá mais fome que o normal. Felizmente, isso não dura muito tempo e a sensação diminui aos poucos. Também é normal sentir uma fome leve mesmo depois de ter comido, porque os sinais de saciedade demoram de cinco a dez minutos para chegar ao cérebro.

No entanto, como ataques de fome existem e não são nada agradáveis, você precisa aprender a rebatê-los com determinação. Beba água, chá sem açúcar ou café e refrigerantes *diet*. Se isso não for suficiente, consuma alimentos nutritivos. Sempre comece com alimentos menos ricos: um iogurte desnatado ou um ou dois pedaços de frutas. Se você tem ataques de fome com frequência, prepare verduras cruas com antecedência – couve-flor, palitos de cenoura ou tomates-cereja – com um molho de iogurte desnatado, temperado com sal, pimenta e ervas. Coma o quanto quiser desses alimentos. É importante ter esses lanches prontos. Se eles estiverem sempre disponíveis, é menos provável que você procure uma pedaço de queijo ou um doce.

Se a fome continuar depois desses lanches saudáveis, prepare uma quantidade pequena do que você tem vontade. Faça escolhas sensatas: por exemplo, é muito melhor comer uma maçã do que beber um suco da mesma fruta. Não se sinta frustrado, mas a moderação é essencial quando você satisfaz um desejo ou foge da dieta. Pouco a pouco, você aprenderá a redirecionar sua fome. Você logo vai perceber que um iogurte ou um pedaço de fruta é suficiente e em breve nem esses lanches serão necessários.

QUERO VINHO, CHOCOLATE E PÃO

Os três desejos mais comuns são vinho, chocolate e pão. É inútil lutar contra todos os três.

Se você realmente quiser beber vinho durante uma refeição, limite o consumo a uma taça (125 mℓ). Substitua o vinho pela fruta daquela refeição.

Você pode fazer a mesma troca com o chocolate. Três quadradinhos de chocolate pesam mais ou menos 14 g e têm aproximadamente o mesmo número de calorias que um pedaço de fruta. No entanto, se um pedaço de chocolate por dia for o suficiente para você, não há necessidade de se privar desse prazer: 30 calorias adicionais por dia não vão ameaçar o equilíbrio de sua dieta.

Apesar de o pão fazer parte da fase Gourmet da dieta, é difícil encontrar um equivalente nas outras fases. Se você não consegue viver sem pão, substitua 30 g de queijo ou um iogurte desnatado por uma fatia de pão (30 g).

ADORO MASSAS!

Na fase Gourmet da dieta, você pode comer 100 g de macarrão cozido (30 g de macarrão cru) todo dia. Se essa porção parece pequena demais para você, coma sua porção de massa a cada dois dias, assim você pode dobrá-la. Lembre-se, seja fiel ao molho de tomate simples. Ao adicionar óleo, manteiga, creme de leite ou queijo, você corre o risco de desequilibrar sua dieta. Cozidas *al dente* ou elaboradas com grãos integrais, as massas fornecem energia duradoura. Evitando quedas no nível de glicose, você reduz a vontade de comer doces!

Minha cozinha é uma armadilha

Se não avaliar bem os alimentos de sua despensa antes de começar a dieta, você estará brincando com fogo. Sim, temos de nos livrar de tentações prejudiciais, mas também precisamos armazenar alimentos básicos saudáveis. Sua geladeira deve conter laticínios sem gordura, sua despensa deve dispor de legumes em conserva, e sempre tenha algum tipo de carne no congelador. Não deixe faltar ovos em sua geladeira. Se possível, adquira queijo em porções de 30 gramas. Compre embalagens pequenas de polpas de frutas ou cozinhe frutas sem açúcar, com ou sem especiarias.

Se você está de dieta e sua família não, haverá tentações por toda parte. Reserve uma prateleira na despensa e, se possível, uma na geladeira só para seus alimentos permitidos. Desse modo, você criará o hábito de só olhar para "sua área" quando sentir vontade de comer alguma coisa.

Sou viciado em lanches

Lanches são um hábito mais do que uma necessidade e, portanto, você só precisa abandonar esse hábito. Às vezes, basta mudar a forma de preparar sua refeição para torná-la mais apetitosa. Em vez de comer uma maçã, corte a fruta em pedaços e salpique com canela.

Isso não tem gosto de nada!

Temperar a carne e o peixe muda o sabor do prato. Salpicar as carnes com algumas ervas bem selecionadas dará outro sabor a esses alimentos. Agrade seu paladar assando peixes em *papillote* com tomates, um pouco de cebola, pimenta-do-reino moída e *curry* em pó.

Estou cansado

É normal se sentir cansado durante uma dieta. Nesse caso, pode ser útil tomar um suplemento multivitamínico para compensar qualquer possível deficiência.

Plano de recuperação

Inevitavelmente, em algum momento, você terá uma recaída. Permita-se tirar algumas "folgas", mas não deixe de seguir o plano de recuperação para compensar essas escapadas. Se você fez uma refeição grande ou comeu uma sobremesa pesada numa noite, basta substituir uma das refeições do dia subsequente por estes alimentos:

- 2 ovos médios cozidos (só as claras);

- verduras cruas ou cozidas no vapor sem gordura, à vontade;

- 1 iogurte desnatado (sem açúcar ou com adoçante, se desejado) ou 1 copo (240 mℓ) de leite desnatado.

Não consuma frutas, carboidratos ou gordura durante as refeições do plano de recuperação.

Caso exista uma ocasião especial próxima, em que muito provavelmente você consumirá mais do que a dieta permite, recorra ao plano de recuperação com antecedência. Use essa opção quando necessário, mas recomendo que só o faça duas vezes por semana, no máximo, para manter o equilíbrio nutricional semanal.

Observação: esse plano de recuperação **não** é recomendável para **diabéticos**. Em vez desse plano, depois de uma folga da dieta, os diabéticos devem voltar para a fase anterior da dieta e acrescentar mais 15 minutos a suas atividades físicas diárias (andar, nadar, ciclismo, etc.) por duas semanas.

Capítulo 11

BON APPÉTIT!

Você conseguiu!

Parabéns, você atingiu seu peso ideal e agora pode voltar para uma dieta normal. O mais importante é ter em mente a diferença entre refeições sem restrições e comer em excesso. Numa refeição sem restrições, você pode escolher dois dos três componentes (entrada, prato principal e sobremesa) e comer o que quiser. Mas não se esqueça de escolher algo leve para o terceiro: por exemplo, uma salada com apenas uma colher de sopa de óleo como entrada ou um pedaço de fruta para a sobremesa. Uma refeição torna-se excessiva quando tem mais de dois componentes ilimitados.

Refeições sem restrições

Utilize a seguinte estratégia para aumentar gradualmente o número de refeições sem restrições. Nas duas primeiras semanas, continue seguindo a dieta, mas faça três refeições sem restrições por semana. Nas duas semanas seguintes, aumente esse número para cinco. Seu peso deve se estabilizar. Continue aumentando o número de refeições sem restrições até atingir nove refeições sem restrições e três refeições dietéticas por semana. Quando chegar a esse estágio, mantenha-se nele. Continue fazendo cinco refeições dietéticas por semana. Não existe outro método para manter sua perda de peso.

Pessoas que já estiveram acima do peso no passado podem readquiri-lo caso não monitorem sua dieta. Nosso cérebro desenvolveu uma espécie de memória do peso, que nos leva a engordar de novo quando terminamos uma dieta. Eis algumas regras práticas que você deve seguir para evitar engordar novamente.

- Não se esqueça de que voltar a uma dieta normal não significa comer em excesso! Manter seu peso significa prometer que você não irá voltar à situação em que estava antes da dieta.

- Continue fazendo cinco refeições de baixa caloria por toda a vida. É um pequeno sacrifício para se manter em forma!

- Monitore seu corpo regularmente. Agora que deu adeus a suas roupas antigas, seu novo guarda-roupa ajudará você a se manter em forma. Se ficar difícil vestir o *jeans* ou abotoar uma camisa, você vai saber que ganhou peso.

- Pese-se uma vez por semana. Se você ganhou alguns quilos extras, siga o plano de recuperação (ver página 270). Se está mais de 2 kg acima de seu peso ideal, retome a dieta: use os menus da fase Café por dois ou três dias (ver páginas 87-109), seguidos pelos menus da fase Bistrô por pelo menos uma semana (ver páginas 111-165), e finalmente pelos menus da fase Gourmet por no mínimo duas semanas (ver páginas 167-259).

- Não se esqueça das regras básicas de uma dieta balanceada e dos bons hábitos que você desenvolveu durante a dieta. Sempre que conseguir evitar um alimento altamente calórico e se sentir satisfeito com um mais saudável será uma vitória.

- Mexa-se. O exercício físico é seu aliado na luta contra o peso e ajuda você a ficar em forma. Todos os tipos de exercício são benéficos: andar, correr, fazer musculação, nadar, andar de bicicleta... a lista é infinita. Bastam 30 minutos de atividade física por dia para se manter em forma. Dê tudo de si!

- Depois de manter seu peso ideal por no mínimo seis meses a um ano, estabeleça uma nova meta, recalculando seu peso ideal (levando em conta seu peso estabilizado atual) e começando uma nova rodada de perda de peso. Esse método permite que seu o corpo se reajuste por um período de tempo e garante a manutenção do peso a longo prazo.

Você terá de monitorar seu peso dessa maneira por toda a vida. Talvez isso pareça difícil, mas lembre-se de que ficar em forma foi uma decisão sua. Você não perdeu peso sem querer, mas porque tinha motivos para fazê-lo e trabalhou duro para atingir seu objetivo. Caso você tenha ganhado um pouco de peso, é muito mais fácil fazer pequenas mudanças agora do que seguir uma dieta por um longo período a cada dois ou três anos. Você está num bom momento. Você tem o poder necessário para permanecer aqui e continuar a se sentir bem consigo mesmo. Você merece.

Bon appétit!!

ÍNDICE REMISSIVO

AGRADECIMENTOS

Gostaria de agradecer:

A minha mãe e meu pai, que criaram as melhores condições possíveis para minha educação.

A minha mulher, Myriam, e a minhas três filhas, que me apoiaram ao longo de todas as minhas "aventuras" e cujo amor me inspira a superar a mim mesmo.

Aos meus editores, Kate Mascaro, Sophy Thompson e Gilles Haéri, cuja fé me deu coragem e energia.

A CharlElie Couture, que me acalmou com sua música magnífica e inspiradora.

Aos meus colegas e amigos americanos, que me honram com seu respeito.

Aos meus caros amigos em Nova York: Jacob Sebag, Rachel Yohai e a toda a família Larroche, sem esquecer de Guy e Marie Dominique Sorman, que me ajudaram a entender que os Estados Unidos são um país onde tudo é possível.

Jean-Michel Cohen

O editor gostaria de agradecer a Marnie Chochram, por seu conselhos inestimáveis; a Meg Ragland, por seus cortes sensatos; a Thomas Gravemaker, por sua pesquisa de fontes e apoio constante; à nutricionista Barbara Rhys, por sua opinião; e a toda a equipe, cujas contribuições grandes e pequenas tornaram este livro possível.

A DIETA PARISIENSE
ON-LINE

Calcule seu peso ideal com o Dr. Jean-Michel Cohen

Para receber duas semanas de acesso ao programa *on-line* de perda de peso da Dieta Parisiense, visite **http://theparisiandiet.com/promo**

Você terá duas semanas grátis de:
- vídeos de sessões de treinamento com o Dr. Jean-Michel Cohen;
- programas de refeições, receitas e listas de compras personalizadas;
- acesso a uma comunidade vibrante e dinâmica feita de pessoas como você.

Com o Dr. Jean-Michel, Anxa.com revolucionou a indústria de dietas e de *fitness* graças a três elementos fundamentais:

1. Uma dieta nutricional testada e baseada em pesquisas clínicas e científicas.
2. Um aplicativo para telefones celulares criado para motivá-lo a se envolver durante cinco minutos por dia.
3. Uma rede *on-line* que permite que você aprenda mais sobre si mesmo, interaja com outros usuários e avalie regularmente seus objetivos de perda de peso.

Para que você comece bem sua dieta, Anxa.com tem o prazer de oferecer duas semanas de suporte *on-line* com o Dr. Jean-Michel Cohen grátis. Visite theparisiandiet.com/promo para começar seu programa imediatamente. E, se tiver um smartphone, baixe o aplicativo *The Parisian Diet* em seu telefone.

Devore este livro fantástico, siga seus métodos testados e aprovados e aproveite o suporte *on-line* do Dr. Jean-Michel Cohen e da equipe de Anxa.com.

Este livro foi composto com as fontes Enigma e Bellerose, impresso em papel offset 90g/m² no miolo e cartão supremo 250g/m² na capa, nas oficinas da Intergraf Indústria Gráfica Eireli. Reimpresso em março de 2015.